铁路职工心理调适读本

中国铁路呼和浩特局集团有限公司 编

中国铁道出版社有限公司

2023年·北京

内 容 简 介

心理调适是运用心理科学方法,通过对认知、情感、行为、意志的调整,保持和促进心理健康的重要方法。本书内容主要包括心理调适基础知识、保持积极工作心态、建立良好人际关系、维护和谐家庭环境等内容。结合铁路职工工作和生活中遇到的实际问题,引用典型案例,给出解决方法,针对性和实用性强。

本书可作为职工心理调适培训用书,亦可供广大职工日常学习使用。

图书在版编目(CIP)数据

铁路职工心理调适读本/中国铁路呼和浩特局集团有限公司编.—北京:中国铁道出版社有限公司,2020.11(2023.12重印)
ISBN 978-7-113-27304-0

Ⅰ.①铁… Ⅱ.①中… Ⅲ.①铁路员工-心理健康-健康教育
Ⅳ.①R395.6

中国版本图书馆 CIP 数据核字(2020)第 188135 号

书 名:**铁路职工心理调适读本**
作 者:中国铁路呼和浩特局集团有限公司

责任编辑:聂宏伟 于 秀 编辑部电话:(010)51873024
封面设计:郑春鹏
责任校对:焦桂荣
责任印制:高春晓

出版发行:中国铁道出版社有限公司(100054,北京市西城区右安门西街 8 号)
网 址:http://www.tdpress.com
印 刷:天津嘉恒印务有限公司
版 次:2020 年 11 月第 1 版 2023 年 12 月第 3 次印刷
开 本:880 mm×1 230 mm 1/32 印张:5.75 字数:142 千
书 号:ISBN 978-7-113-27304-0
定 价:25.00 元

编写委员会

主　任：田春亮

副主任：陆　景　谢　辉

委　员：李晓宇　刘　堃

主　编：（按姓氏笔画排序）

马文娟　朱　珠　李雅珅

姜星星　郭洪楠

主　审：袁美丽　刘　岩　李春龙

前　言

　　现代社会认为健康包括身体健康和心理健康,心理健康是健康的重要组成部分,心理调适是保持和促进心理健康的重要方法。心理调适是运用心理科学方法,通过我们的认知、情感、行为、意志的调整,使我们保持良好的健康状态。心理调适伴随我们一生,良好的心理调适可达到身心健康的目的。

　　四季有冷暖,人生有变迁,这是不可抗拒的规律。来自周围的压力和紧张、抑郁、焦虑、恐怖、烦躁、郁闷、苦恼、愤怒等情绪的存在和困扰,会影响人们的心理状态与心理健康,进而直接影响正常工作和生活,影响社会稳定与和谐。随着铁路的快速发展,铁路职工的工作压力越来越大,出现心理问题的概率也越来越大,给铁路安全生产带来风险。心理调适就显得尤为重要,掌握一定的心理调适知识对每一个铁路职工来说,都很有必要。根据《国铁集团党组关于做好2020年铁路运输安全工作的意见》,我们编写了《铁路职工心理调适读本》,本书可作为职工培训用书,亦可供广大职工日常学习时使用。

　　本书内容分为心理调适基础知识、保持积极工作心态、建立良好人际关系、维护和谐家庭关系四部分,结合铁路职工工作和生活中遇到的实际问题,引用典型案例,给出解决方法,运用专业心理量表,根据自身实际情况测试心理健康水平、掌握工作压力大小等,针对性和实用性强。

本书由中国铁路呼和浩特局集团有限公司教材编审委员会组织,集团公司党校编写,集团公司工会审核,职工培训部校订并实施完成。其中第一章由李雅坤编写;第二章第一节、第二节由马文娟编写;第二章第三节、第四节、第五节及第三章第一节由朱珠编写;第三章第二节、第三节由郭洪楠编写;第四章由姜星星编写。袁美丽、刘岩、李春龙担任主审。在此对所有编审人员表示衷心的感谢,特别感谢中国铁道出版社有限公司给予的大力支持。

本书编写时间短,难免存在疏漏之处,欢迎读者朋友予以批评指正。

编委会

2020 年 9 月

目　　录

第一章 心理调适基础知识

每天的工作生活中,我们时常会有这样一种感受,工作任务越来越多,休闲娱乐越来越少,家庭负担越来越多,存款余额越来越少。我们每天问自己:这样的生活还要过多久?什么时候才能轻松一点?我的快乐哪里去了……每当内心出现这些疑问的时候,恰恰就是我们需要进行自我反思、自我调适的时候,如果忽视这些信号,放任坏情绪肆意发散,长此以往就可能引发个体的心理问题,还可能进一步引发生理疾病。

学习心理调适,进行自我减压是每个人生命中的必修课,我们一切的成就、财富,都始于快乐健康的心理,人们可以经由改变态度、调节心理状态进而实现身心健康、生活幸福、工作高效。对于快速发展的铁路企业,同样需要职工对心理调适知识有所学习了解,对工作中可能遇到的压力事件有应对能力,这样才能保证队伍的稳定性,减少职工工作中的负面情绪,提高工作满意度,提升工作效率,为铁路企业快速发展、保障运输生产安全提供人员队伍保障。

学习自我心理调适,首先要认识了解自身心理健康水平,走出一些常见的心理疏导误区,学习一些压力管理和情绪调节的办法,这些内容都会在本章具体阐述,而在工作生活中可能发生的一些更加具体的问题,则会在后面几章进行说明。

第一节 认识了解心理健康

一、生理健康与心理健康

对人类而言,健康是指个人或群体面临生理、心理或社会的挑战时,适应及自我管理的能力。长期以来,在学术界中生物学家、医学家以及心理学家对于健康有多种分类方式。根据世界卫生组织定义,广义的健康指"一种在身体上、精神上的完美状态,以及良好的适应力,而不仅仅是没有疾病和衰弱的状态"。我们通常可以将健康分为生理健康和心理健康。

(一)生理健康

生理健康就是人体生理功能上健康状态的总和。人体有运动、神经、内分泌、循环、呼吸、消化、泌尿、生殖、免疫等九大系统,九大系统能否协调发展和良性运行决定了一个人的生理是否健康。

生理健康对于个人发展、家庭和睦、社会和谐以及国家的繁荣有着重要的意义。英国近代社会学家赫伯特·斯宾塞曾指出"良好的健康状况和由之而来的愉快的情绪是幸福的最好资本",生理健康和心理健康在我们的现实生活中相互作用,相互影响,生理健康是心理健康的物质基础和基本保障,心理健康则是生理健康的精神前提和推动力量。如果一个人性格孤僻,心理长期处于一种抑郁状态,会影响其体内的激素分泌,导致其抵抗力下降,疾病就会乘虚而入。

(二)心理健康

心理健康也称为精神卫生,是指心理幸福安宁的状态,或指没有精神疾病的状态。根据世界卫生组织的定义,心理健康包括"主观的幸福感,感觉到个人的效能、自主性,和其他人的互动、可以实现个人在智能及情感上的潜力等"。从广义上讲,心理健康是一种持续高效而满意的心理状态;从狭义上讲,心理健康是指认知、情感、意志、行为和人格等基本心理活动的完整和统一,是能够形成完善协调的人格,并能对社会环境适应良好的心理状态。心理学的创始人西格蒙德·弗洛伊德提出,所谓心理健康就是"有工作及爱的能力"。不同生理属性或社会属性的个体其心理健康指标不尽相同,儿童、青少年、成年人和老年群体的心理健康标准不同,男性、女性的心理健康指标不同,依据所处的社会位置,从个人、对待他人和环境三个方面对比,心理健康状况特征见表1-1。

表1-1 心理健康状况对比表

类别	健康特征	不健康特征
个人方面	有自信心	缺乏自信心
	有自尊感	常怀疑自己的能力
	经得起挫折和失败	常自觉情绪不稳定
	接受自己的优点和缺点	自我控制能力下降
	不会被喜怒哀乐过分影响情绪	不能接受自己失败
	对自己感到满意	自我形象低落,常觉不如人
对待他人方面	乐于与人相处	不喜欢与人相处
	信任别人	怀疑别人
	为他人着想	不考虑别人的感受
	喜欢参与团体活动	远离团体生活
	对人有责任感	对人冷漠
	对别人有爱心	对他人缺乏关爱和友善的态度
	有良好而持久的人际关系	很难与人建立良好而持久的关系
	善于与人沟通	与人沟通困难
环境方面	积极面对环境考验	对社会不满
	切实解决生活各种问题	自怨自艾
	能做出抉择和承担责任	逃避问题
	能适应环境变化	不能适应环境变化
	有实际的计划和目标	对生活、工作提不起兴趣

二、心理健康的意义

英国知名文学家莎士比亚说过:"如果做好心理准备,一切准备都已经完成。"心理健康对各个年龄、各种职业以及各种身份的人都具有十分重要的作用,对促进生理健康、保障个体行为健康、增强个体对于环境的适应能力也有着十分重要的作用。

　　首先,心理健康影响着生理健康。心理健康和生理健康紧密关联,相互作用,相互影响。铁路职工如果能够保持积极的心态和成熟的心理,就可以在漫长的工作路途和较长的工作时间后迅速恢复,以健康的身心迎接新的挑战。相反,如果铁路职工精神萎靡、心事重重,不仅会影响其工作,更会导致其在繁重的工作过后身体出现疲惫、困倦乃至病症。保持心理健康有助于让铁路职工维持身体的良性运行和协调发展,进而保证生理的健康。

　　其次,心理健康会影响到行为健康。随着我国工业化、现代化、城镇化水平日趋提高,在看到中国速度的同时,也应看到生活与工作的压力日趋增大。铁路职工面对着这种高压、复杂、多变的社会环境,有些职工容易出现烦躁、焦虑、抑郁、强迫、恐惧等心理障碍,严重者甚至患上心理疾病。这些职工如果得不到正确的疏导、排解和治疗,会出现长期苦闷、失眠多梦、过度饮酒和抽烟、情绪浮躁、易和他人发生冲突等问题,更有甚者会走上自杀或者违法犯罪的道路。

　　最后,心理健康是事业成功的重要因素。心理健康决定着个体的心理素质,只有心理素质过关的铁路职工,才能够拥有昂扬向上、积极乐观的生活态度,进而以饱满的热情和充沛的精力不断地完成新的任务并迎接新的挑战。

　　心理健康对铁路职工意义重大。它关系到铁路职工的个人生理健康,关系到铁路职工的行为健康和生活质量,关系到铁路职工的工作及发展,广大铁路职工应了解、学习并掌握心理健康相关知识。

三、影响心理健康的因素

　　影响个体的心理健康有多重因素:个人因素、职业因素、社会因素。

（一）个人因素

　　个人因素包括遗传、家庭和个性等因素。
1. 遗传因素
遗传因素,也称生理因素,主要是指个体与生俱来的、伴随着基因而产生的后天不可或很难改变的因素。一个人的容貌、性别、种族等是遗传因素决定的,而一些疾病如血友病、高血压等完全或部分由遗传因素决定,癫病、注意力不集中、精神分裂也大多和遗传因素相关。

2. 家庭因素

家庭是指个体成长的最小社会单位,家庭又被称作"社会的细胞",是儿童的第一所学校。家庭对个人的个性发展和心理健康有着十分重要的意义。多数研究表明,和睦的家庭环境有助于培养健康的心理,而吵闹或分裂的家庭则会导致出现心理问题,家庭对于心理的影响,是难以消复乃至不可逆转的。

"中国铁路之父"詹天佑出生在一个书香门第,他的父亲一直以来都告诉他长大以后要报效祖国。詹天佑牢记父亲的教诲,在美国耶鲁大学学习期间,他学习刻苦,成绩总是名列前茅;毕业以后,他几经周折回到了祖国的怀抱,并且顶着重重压力修建了中国人的第一条铁路——京张铁路。

3. 个性因素

个性是指一个人的整体精神面貌,是单位个体具有一定倾向性的心理特征的总和。不同个性的人在面对选择、挑战、压力和冲突时往往会有不同的心理反应并且做出不同的心理选择。个性也被定义为气质类型,气质类型有胆汁质、多血质、黏液质和抑郁质四种类型。

(1)气质类型测试

气质是个人心理活动的稳定的动力特征,主要是指心理过程的速度和稳定性(直觉的速度、思维的灵活程度、注意力集中时间的长短等)、心理过程的强度(情绪的强弱、意志努力的程度等)、心理活动的指向性(倾向外部事务、倾向内心世界等)等方面的特点。

气质类型测试是一个人了解自己的有效途径。一个人了解了自己的气质类型,对培养习惯、提高学习工作效率以及处理好人际关系等,都大有裨益。

①答题时,请做到:

a. 回答时请不要猜测题目内容要求,也就是说不要考虑应该怎样,而只回答你平时怎样,因为题目答案本身无所谓正确与错误之分。

b. 回答要迅速,不要在某道题目上花过多时间。

c. 每一题都必须回答,不能有空题。

d. 在回答下列问题时,你认为:

(a)非常符合,记2分。

(b)比较符合,记1分。

(c)介于符合与不符合之间,记0分。

(d)较不符合,记-1分。

(e)完全不符合,记-2分。

②评分方法:将每题分数填入测试题后的得分表(表1-2)相应栏内,计算每种气质类型的总得分数。

气质类型测试

1. 做事力求稳妥,不做无把握的事。

2. 遇到可气的事就怒不可遏,想把心里话全说出来才痛快。

3. 宁肯一个人干事,也不愿很多人在一起。

4. 到一个新环境很快就能适应。

5. 厌恶那些强烈的刺激,如尖叫、噪声、危险镜头等。

6. 和人争吵时,总是先发制人,喜欢挑衅。

7. 喜欢安静的环境。

8. 善于和人交往。

9. 羡慕那种善于克制自己感情的人。

10. 生活有规律,很少违反作息制度。

11. 在多数情况下情绪是乐观的。

12. 碰到陌生人觉得很拘束。

13. 遇到令人气愤的事,能很好地自我克制。

14. 做事总是有旺盛的精力。

15. 遇到问题常常举棋不定,优柔寡断。

16. 在人群中从不觉得过分拘束。

17. 情绪高昂时,觉得干什么都有趣;情绪低落时,又觉得什么都没有意思。

18. 当注意力集中于一事物时,别的事很难使我分心。

19. 理解问题总比别人快。

20. 碰到危险情景,常有一种极度恐怖感。

21. 对学习、工作、事业怀有很高的热情。

22. 能够长时间做枯燥、单调的工作。

23. 符合兴趣的事情,干起来劲头十足,否则就不想干。

24. 一点小事就能引起情绪波动。

25. 讨厌做那种需要耐心、细致的工作。

26. 与人交往不卑不亢。

27. 喜欢参加热烈的活动。

28. 爱看感情细腻,描写人物内心活动的文学作品。

29. 工作学习时间长了,常感到厌倦。

30. 不喜欢长时间谈论一个问题,愿意实际动手干。

31. 宁愿侃侃而谈,不愿窃窃私语。

32. 别人批评我时,我总是闷闷不乐。

33. 理解问题常比别人慢些。

34. 疲倦时只要短暂的休息就能精神抖擞,重新投入工作。

35. 心里有话宁愿自己想,也不愿说出来。

36. 认准一个目标就希望尽快实现,不达目的,誓不罢休。

37. 学习、工作同样长时间,常比别人更疲倦。

38. 做事有些莽撞,常常不考虑后果。

39. 老师或师傅讲授新知识、新技术时,总希望他讲慢些,多重复几遍。

40. 能够很快地忘记那些不愉快的事情。

41. 做作业或完成一件工作总比别人花的时间多。

42. 喜欢运动量大的剧烈体育活动,或参加各种文艺活动。

43. 不能很快地把注意力从一件事转移到另一件事上去。

44. 接受一个任务后,就希望把它迅速解决。

45. 认为墨守成规比冒风险强些。

46. 能够同时注意几件事物。

47. 当我烦闷的时候,别人很难使我高兴起来。

48. 爱看情节起伏跌宕、激动人心的小说。

49. 对工作抱以认真严谨、始终一贯的态度。

50. 和周围人的关系总是相处不好。

51. 喜欢复习学过的知识,重复做已经掌握的工作。

52. 希望做变化大、花样多的工作。

53. 小时候会背的诗歌,我似乎比别人记得清楚。

54. 别人说我"出语伤人",可我并不觉得是这样。

55. 在体育活动中,常因反应慢而落后。

56. 反应敏捷,头脑机智。

57. 喜欢有条理而不甚麻烦的工作。

58. 兴奋的事常使我失眠。

59. 老师讲新概念,常常听不懂,但弄懂以后就很难忘记。

60. 假如工作枯燥无味,马上就会情绪低落。

表 1-2　得分表

胆汁质	题号	2	6	9	14	17	21	27	31	36	38	42	48	50	54	58	总分
	得分																
多血质	题号	4	8	11	16	19	23	25	29	34	40	44	46	52	56	60	总分
	得分																
黏液质	题号	1	7	10	13	18	22	26	30	33	39	43	45	49	55	57	总分
	得分																
抑郁质	题号	3	5	12	15	20	24	28	32	35	37	41	47	51	53	59	总分
	得分																

（2）测试得分分析

如果某类气质得分明显高出其他三类，均高出 4 分以上，则可确定为该类气质。如果该类气质得分超过 20 分，则为典型；如果该类得分在 10～20 分，则为一般型。

两类气质类型得分接近，其差异低于 3 分，又明显高于其他两类，高出 4 分以上，则可定为这两类气质的混合型。

三类气质得分均高于第四类，而且接近，则为三类气质的混合型，如多血—胆汁—黏液质混合型或黏液—多血—抑郁质混合型。

如四类分数皆不高且相近，相差小于 3 分，则为四类气质的混合型。多数人的气质是一般型气质或两种气质的混合型，典型气质和数类气质的混合型的人较少。

①胆汁质类型的人表现为：精力旺盛，工作能动性强，能以极大的热情投入工作之中；热情直率，容易与人交往，思维敏捷，反应迅速，遇事从容不迫，果断。此外，还表现为脾气暴躁，情绪不稳定，缺少耐性。

②多血质类型的人表现为：思想比较活跃，反应迅速，接受新事物比较快，有利于从事各种各样的创新活动；灵活性、适应性强，具有较强的应变能力，善于处理各种复杂的情况；善于交际，富有同情心，容易形成良好的人际关系。此外，还表现为情绪不稳定，容易变化，工作持久性差，不善于从事持久性的工作；决策轻率，欠思考。

③黏液质类型的人表现为：沉着、冷静，在处理各方面问题时考虑周全；坚韧，注意力稳定而集中，踏实肯干，具有较强的坚持性；情绪稳定，善于忍耐克制，不轻易外露情绪，与他人交际适度，既让人感到亲切又保持一定距离。此外，还表现为灵活性差，接受新事物差，创造性差。

④抑郁质类型的人表现为：具有较强的心理感受能力，观察力强，善于发现细小事物，往往能注意到其他人注意不到的细节；思维严谨，直觉性强，推理能力强，具有较强的预见性。此外，还表现

为孤僻,不善交际,感情脆弱,意志力差,遇事缺少果断。

(二)职业因素

随着社会的变迁与发展,职业不仅在社会运行和国民经济中获得了日益重要的地位,同时也对个人的生活方式和心理健康带来了日趋重要的影响。人是社会化的人,职业则为人的社会化提供重要的场域。不同的职业会造就不同人的心理特征。

职业因素所带来的另外一个问题就是职业心理状态,通常表现在职业压力感、职业倦怠感、职业方向感、组织归属感、人际亲和感五个方面。如果这五个方面均是积极均衡的,那么面对着日益激烈的社会竞争、工作压力、不同的工作环境、人际关系、职位变迁、福利和薪水的差异等问题时,员工才会积极地进行职业上的反馈,进而热情地投入到工作中,提升企业效率。

(三)社会因素

一定的社会文化背景、社会风气和工作生活环境都会对个体的心理健康造成影响。不同的社会文化背景具备着各异的风俗习惯和道德观念,它们以一种潜移默化的方式影响着居于其中的个体,这些特质主要反映在人们的价值观、信念、世界观、动机、需要、兴趣和态度等心理品质上。不同社会风气对人的心理健康也有不同的影响,其中有些是健康的,有些则是不健康的,因此,学校、家庭和社会要共同抵制不良社会风气,为个体的心理健康发展提供一个健康向上的社会氛围。人所处的工作生活环境不同,其心理健康状况也会有所不同,城乡差异、人口密度、环境污染、噪声等对人的心理状况都存在明显影响。总之,复杂的社会因素影响着不同的心理特征的形成并且影响着居于其中的每一个个体的心理健康。

综上所述,影响心理健康的因素众多,主要包括了个人因素、职业因素和社会因素,它们彼此交织、相互影响,共同作用于个体的心理健康。

四、走出心理健康的误区

关于心理健康，人们存在着诸多的误区。比如有人认为心理问题就是精神疾病，有人认为所谓的心理健康就是每天开心没有烦恼，还有人认为心理健康就是"心灵鸡汤"，这些说法都是错误的。

(一)误区一：心理不健康就是有精神病

许多人把心理不健康和精神病画上等号，认为走进心理咨询室就是有精神病，这种认知是有严重偏差的。心理健康是一种持续、高效而又满意的心理状态。一个人出现心理疾病的症状则可以被视为心理不健康，反之则为心理健康。精神病则是一种心理障碍，不能和心理不健康混为一谈。心理健康是一个持续性的过程，从心理健康者到精神病患者中间，有着一个漫长的变化过程，心理学家将其命名为灰色区，灰色区如图1-1所示。

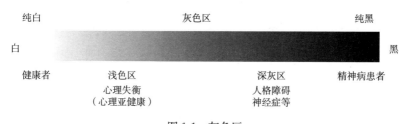

图 1-1　灰色区

(二)误区二：无忧无虑就是心理健康

心理健康从本质上来讲是人各种情感精神因素的综合性的平衡，是个体能够在个人、家庭与社会中获得发展与幸福的心理状态。无忧无虑则是指一个人在生活中没有忧愁和顾虑。每个人在工作与生活中，必然会面对诸多压力，无忧无虑只是人们对现实生活的一种憧憬和向往,并不能真正实现。当我们在某一时刻压力较大出现种种负面情绪时,只要及时通过相应的办法进行压力管理和情绪调节,就能让心态恢复正常。并且适当的压力与焦虑是有助于个人发展和心理健康的建构的。乐观积极的心态固然是可取的,但如果在生活中追求简单的"无忧无虑"则是无助于个人发展和社会进步的。

(三)误区三:心理健康就是通过阅读"心灵鸡汤"获得满足

随着网络科技与社交媒体的发展,网络上的"心灵鸡汤"越来越多,很多人也会通过阅读"心灵鸡汤"收获精神的满足和快感。"心灵鸡汤"的本质是一种文学形式,其作用在于鼓舞人心,从而让个人的情绪得到宣泄和缓解,进而帮助个体获得进取心以面对现实生活中的压力。心理健康是一个复杂而全面的科学概念,更注重观念的改变和具体的应用。如果一个人沉浸在"心灵鸡汤"中不能自拔,回到现实生活中不做出行为和思考上的改变,这种心理状态也是不健康的。

(四)误区四:心理不健康的人才去看心理医生

很多人认为去看心理医生是很难为情的事情,认为看心理医生的人都心理变态,这是很大的误区。心理咨询在中国是个新生事物,人们对它的了解还不够,这可能是造成这种误区的原因之一。另外,许多人对心理咨询不信任,认为是骗人的东西,这也是误解。哈佛大学心理学博士岳晓东认为"心理咨询是一种享受而不是痛苦,是明智的选择而不是愚蠢的做法"。

五、心理平衡是心理健康的基础

心理平衡是个体通过自我调节,适度地表达和控制自己的情绪,使个体在大多数情况下能够保持轻松愉悦的良好心情。心理平衡本质上是个体的自我心理调节能力、抗压能力和心理问题自愈能力,心理平衡更是心理健康的基础。

1.只有时刻保持心理平衡和心态良好,在对自我的认知上才不会出现夸大或贬低等扭曲现象,才能杜绝自负、自卑或者自我厌弃等不健康的心理现象,个体才能做到充分了解自我,对自我的能力作出恰如其分的判断,才能保持自爱、自尊、自信、自强等积极健康的心理素质,做到真正的悦纳自我,保证完整和谐的个性,塑造出健康向上的人格。

2.只有保持心理平衡,个体才能正视现实、接受现实,制定出切合实际的生活目标,更好地管控、调节自负、自卑、不满、愤懑、压抑、苦闷、担心甚至敌对等情绪,从而有效预防心理疾病。

3.只有保持心理平衡和心态平和,才能接受他人,与人和谐相处,从而保持良好的人际关系,避免产生自闭、强迫、恐惧、偏执等心理疾病。

4.心理平衡可以让个体长时间保持积极乐观的生活状态,热爱生活,善于学习,乐于工作,比较平和愉快地度过每一天。

5.只有保持心理平衡,才能在现有境遇的基础上实现个体幸福的最大化。

课间小游戏

我是谁?

(1)目的:认识并接纳自我,认识并接纳独特的他人。

(2)方法:指导者要求成员在纸上写上20个以上,回答"我是谁"这个问题的答案,回答反映个人风格的一些句子。写完后团体成员小组内讨论交流。任何人都可以抱着理解他人的心情,去认识团体内的每一个人。最后指导者请每个小组代表发言,交流练习时的感受。

(3)准备:8人小组,每人准备纸和笔。

(4)发下练习纸,要求成员认真思考后填写,然后组内分享和交流。请你写下:

①性别。

②年龄。

③最欣赏自己的 2~3 项特点。

④生命中最重要的 2~3 人。

⑤记得童年最开心的一次经历是什么?

⑥学习或工作中最有满足感的一次经历是什么?

⑦如果危机降临在身上,生命将止,只有 10 个小时,最想做什么?

⑧你认为 50 年后,你在空中眺望此处,感受是什么,最想对谁说什么?

⑨你希望 200 年后别人怎样记得你,怎样评价你?

⑩现在最想送给自己的一句话是什么?

第二节　科学看待心理疏导

所谓心理疏导,是指专业的心理咨询师对心理不健康的或存在问题的个体(通常被称作求助者)进行诊断、治疗,从而实现对个体的心理困惑或心理问题进行疏通引导的积极效果,最终实现被治疗者的心理问题或心理疾病得到预防或治疗的专业和系统的心理治疗方法。

存在心理问题(这里的心理问题泛指程度不一的各类亚健康心理症状、轻度心理失常、心理障碍等各种心理不健康症状,是一个较为笼统的范畴)的求助者,在寻求心理疏导的过程中,心理医生会依据其具体的病情阶段,以精准、明确、灵活、平易而又恰当的语言分析心理问题的病源、形成、发展过程及其这一疾病的本质和特征。通过以上的分析,心理医生积极帮助求助者寻求解决心理问题的方法,激励求助者自我领悟、自我认知和自我矫正,让各类心理问题症状不断减轻、缓解,最终消除。在心理疏导过程中,通过沟通交流,心理医生还需要帮助求助者认清心理疾病产生和发展的规律,帮助其改变自身个性的缺失或不足,提高求助者心理应激反应能力,进而巩固治疗效果。

一、心理健康等级的划分

心理健康是一个复杂而又系统性的分类过程,针对不同的心理健康状态,心理医生对于求助者所采取的策略也具有明显的差异。同样,铁路工作类型繁多,不同类别的工作岗位可能产生的心理问题也有所不同。基于上述两点,了解心理健康等级的划分对于铁路工作者就显得十分必要了。

(一)一般常态心理

表现为长期保持着心情的轻松愉悦,和他人相处时自然融洽,适应能力和调节能力都比较强,能较好地完成和同龄人发展水平相对应的各类活动。

(二)轻度失调心理

表现为不能保持常态心理者应有的愉快心情,人际交往中略感困难,自我调节能力弱,工作生活中独立性较差,稍遇挫折就滋生出抑郁、压抑等消极的心理情绪。该心态根据程度不同可分为轻、中、重度。这种心理通常经过自我主动调整或通过专业人员帮助能恢复常态。

(三)严重病态心理

表现为严重的适应失调,正常的工作和生活都不能继续进行。这种心理根据不同的程度,可以被划分为轻、中、重度。这种心理需要及时进行心理咨询和治疗,否则有可能会恶化并最终成为精神病患者。

关于心理健康等级的划分,有两点需要注意:

第一,虽然心理健康水平被划分为不同的等级,但是由于心理健康和病态心理在很多的时候只是程度上的不同,因此,在实际的心理疏导过程中,这种界限是非常模糊的,有时甚至是难以界定的。

第二,判断个体是否心理健康,一定要以最近一段时间内的心理状态为依据。因为个体的心理状态不是一成不变的,而是一种随着时间的变化而改变的动态过程。虽然过去、现在和未来存在着联系,但不可以进行替代。

二、什么是心理亚健康

(一)心理亚健康的含义

心理亚健康状态,又被称作是"第三状态",是一种介于心理健康和心理疾病的中间的心理状态。这一状态存在于绝大多数的人群中,在铁路工作者中同样也是如此,有些人将这种状态称之为"心理感冒"。除了心理健康和心理疾病,在日常生活中,我们更多接触到的是"心理亚健康"。

根据 2018 年发布的《中国城镇居民心理健康白皮书》,我国居民心理状态的现状并不乐观,我国 73.6% 的人处于心理亚健康状态,存在不同程度心理问题的人有 16.1%,而心理健康的人仅占 10.3%,所以相对于心理疾病我们更应该关注自己是否处于心理亚健康状态。

(二)心理亚健康的原因

导致心理亚健康的原因众多,大致包括个体心理素质差异(例如:争强好胜、性格孤僻或脆弱敏感等)、个体生理因素(例如:加班疲惫、生病、女性生理期等)以及外部环境因素(例如:工作压力大、升职不利、工资待遇低、婚恋问题、遇到外界指责等),这些因素使得个体在生活中遭受挫折,社会认可度低、幸福感差,从而产生内心焦虑、紧张、矛盾、不明原因的脑力疲劳、情感障碍、思维紊乱乃至自我否定等情绪,这些情绪表现在个体的日常行为上,就产生了心理亚健康。

（三）心理亚健康的特征

心理亚健康尚且达不到心理疾病的程度,相比于心理疾病,心理亚健康具备以下特征：

1. 通常持续时间短暂,大部分人能在一周内得到缓解。

2. 对社会影响不大,对外界破坏度轻微。心理亚健康者只是在生活中缺乏安全感和幸福感,一般都可以进行正常的学习、工作以及其他社会活动。

3. 心理亚健康通常可以通过自我调节得到改善,如体育运动和休闲娱乐等。如果心理亚健康者长时间得不到情绪上的缓解和精神上的改善,这种心理状态极有可能成为相对固定的状态,此时就需要通过外界干预,如咨询心理医生获得心理疏导,以防止情况恶化。

（四）心理亚健康的表现

心理亚健康状态的个体生理表现通常为感到心慌、气短、疲惫、乏力、间歇或经常性头痛。而在心理学以及日常行为中,心理亚健康则表现为注意力不集中、记忆力减退、失眠多梦、反应迟钝、情绪低落、精神萎靡等。具体来讲,心理亚健康在日常生活中主要表现在以下几个方面：

1. 记忆力下降,注意力不集中。

2. 做事拖拉、效率低下,不能按时完成工作,约会经常迟到,做一件事总要磨磨蹭蹭,一拖再拖。

3. 人际交往频率减低,喜欢独处,回避现实,与朋友交往减少,性格越来越孤僻;虽外面世界很精彩,但感到自己很无奈、已经落伍,回避社会和社交场所。

4. 情绪不稳定,烦躁不安,总是忧心忡忡,怕自己或家人出事;

情绪幼稚化,遇事一触即发,不冷静,易生气动怒;曲解他人好意,无法接受别人的意见。

5. 郁闷不开心。内心压力无法释放,整日闷闷不乐,郁郁寡欢,对事物兴趣下降,惰性增加,烟酒量增加。

6. 疑心重,过于敏感。常常疑虑重重,固执己见,感情用事,一意孤行。对于一些看不惯的行为以及事物通常会抱有敌意,且对于别人的行为经常会自行地解读为"居心叵测、不怀好意"。

7. 反应冷漠,不关心他人,有时对发生在自己身边的事情视而不见,置身事外。

8. 空虚无聊感,生活空虚乏味,漫无目标,沉溺于手机游戏,得过且过,对自己人生的价值产生怀疑,无上进心,常常会长吁短叹,混日子,缺少生气。

9. 思维迟钝,反应迟缓,脑子出现"短路",大脑反应变慢,与人交谈时,总会慢半拍,面临突发事件时,常束手无策;思维不清晰,唠叨,说重复话;精神不振,脑力疲劳,懒于运动,常感到精力不支,力不从心。

10. 睡眠问题。出现睡眠差,入睡困难,早醒,或睡不安,睡不深,或梦多,做噩梦。

(五)铁路职工与心理亚健康

多方研究数据表明,铁路工作者中有相当大的群体存在着心理亚健康的情况。这一方面是由于这一职业的特殊性,另外一方面则在于广大铁路职工对于个人的心理健康缺乏重视。如果心理亚健康的状况得不到改善,长此以往不仅会对铁路工作者个体的身体健康、家庭和睦和事业发展产生影响,对于我国的交通运输业乃至国民经济同样会带来影响,因此一定要高度重视心理亚健康,要防微杜渐,谨防其发展为心理疾病,努力将其扭转为心理健康。

心理健康状态测试

1. 早上起床,有不少头发丝掉落。(5分)

2. 感到情绪有些抑郁,会对窗外的天空发呆。(3分)

3. 昨天想好的某件事,今天怎么也想不起来了,而且最近经常这样。(10分)

4. 上班途中害怕走进办公室,觉得工作令人厌倦。(5分)

5. 不想面对同事和领导,想自我封闭。(5分)

6. 工作效率下降,领导经常对自己不满。(5分)

7. 工作一小时左右,就感到身体疲惫、胸闷气短。(10分)

8. 工作情绪低落,心中有莫名的怒火无处发泄。(5分)

9. 三餐进食少,即使自己喜欢的食物也吃不多。(5分)

10. 只希望早点回家躺在床上。(5分)

11. 对城市污染和噪声非常敏感,比常人更渴望幽静的地方。(5分)

12. 不像以往那样热衷于朋友聚会,勉强应酬。(2分)

13. 失眠、多梦,睡眠质量差。(10分)

14. 体重明显下降,早晨起床有黑眼圈。(10分)

15. 免疫力低下,总是感冒、生病。(5分)

16. 性能力下降,对配偶的性要求感到疲惫和没有欲望。(10分)

评分标准:选择“是”,则计算括号内的分数,“否”则视为0分。

结果分析:

累计分数为0~30分,完全健康状态。

累计分数31~50分,需要开始更多关注心理健康问题。

累计分数51~80分,需要冷静思考,反思自我,从心理调节和生活方式两个角度进行自我心理疏导,以解决问题。

累计分数大于80分,心理问题比较严重,需要从多方面进行自我调整,如有必要需要专业的心理工作者进行介入。

三、什么情况下应该进行心理咨询

不同个体的心理状况存在差异，并不是所有的心理亚健康者都需要进行心理咨询。因此了解什么是心理咨询以及在什么情况下需要进行心理咨询就很有必要。

(一)心理咨询的含义

所谓心理咨询，指的是心理咨询师协助求助者解决心理问题的全过程。具体来说，就是心理咨询师运用心理学的原理、方法和路径，帮助求助者发现其自身的问题及其根源，进而挖掘求助者本身的潜力，改变求助者原有的认知模式和行为架构，进而提高其对于外部环境的适应能力以及自身相应的调整水准。

(二)心理咨询的对象

心理咨询的对象一般来讲可以分为三大类。

(1)精神正常，但是在现实中遇到了和心理相关的问题，需要求助的人群。

(2)精神正常，但心理健康水平较低，在一定程度上出现了心理异常和心理障碍等心理问题并请求帮助的人群。

(3)特殊群体，也就是临床治愈的精神疾病患者。

(三)心理咨询的类别

针对以上不同的心理健康等级，心理咨询也可以被分为三类：

1. 发展性咨询

咨询对象一般为常态心理者。这类群体心理基本健康，较少有心理冲突，基本能够适应外界环境。其咨询的目的通常是更为可观的自我认识，从而更好地发掘自我潜能，通过"扬弃"的方式，完善自我、提高生活品质和工作效率，从而让个人的生活品质提高、幸福感增强。

2.适应性咨询

咨询对象为轻度失调的心理者。这类人群心理基本健康,但他们在工作、学习或者生活中遇到了一些困扰,这些困扰造成了个体内心的矛盾和冲突。其咨询的目的是排解心理困扰、减轻心理压力从而提高个体的环境适应能力。

3.障碍性咨询

咨询对象为严重的心理疾病患者。这类人群已经出现了明显的心理障碍,以至于无法进行正常的生活、学习和工作。其咨询的目的是克服心理障碍、恢复心理平衡。这类群体通常需要接受较长时间的、系统性的、极其专业的心理咨询和心理治疗。

(四)哪些情境下可以进行心理咨询

在社会生活中,每个人都会面临来自工作、家庭、社会等方面的问题,这些问题出现时是否需要进行心理咨询?通常来讲,铁路职工可以在以下情况出现时选择进行心理咨询:

(1)生活中面临重大抉择,犹豫不决;

(2)工作压力大,感觉难以承受巨大的工作压力但是却无法进行自我调整;

(3)因岗位调动职位变换,在适应新环境时出现困难;

(4)工作中遭遇挫折并且迟迟无法走出阴影;

(5)因自闭、自卑、适应不良、升迁缓慢等原因导致的长时间内心压抑苦闷,并且难以自我调整;

(6)与同事以及朋友和家人存在交流障碍;

(7)个人情感或家庭中存在不和睦的因素并且希望能改善这一情况;

(8)生活中发生重大变故,如至亲去世、家庭破裂等,心灵创伤长时间难以自愈;

(9)由于暴饮暴食或睡眠不规律所带来的生理性疾病,并且这一生理性疾病影响到了个人的心理健康;

(10)女性员工妊娠过程中出现适应不良；

(11)处于更年期的铁路职工出现人际矛盾、家庭冲突、情绪不稳等多种更年期症状，并且这一症状为个体带来难以承受的负担；

(12)因个人身体原因，对社会生活适应能力慢，并且影响正常生活。这一情况在老员工以及退休员工中比较多发；

(13)家庭中的夫妻矛盾或代际矛盾，需要外界干预才能缓解、帮助和解决。

广大铁路职工在感觉心理出现问题时，不妨对照上述情况，决定是否需要通过心理咨询来解决这些问题。

四、心理治疗的误区

随着心理学在理论和实践中的发展不断深入，很多心理疾病都可以得到有效的治疗。但是，在心理疾病的诊疗过程中，依然有很多心理疾病久治不愈。这其中很大一部分原因在于患者自身。久治不愈的患者往往陷入了某些误区，常见的误区包括：

1. 病急乱投医

这一群体往往追求所谓的特效疗法，痴迷于特效药、高级仪器及技术等，只要有媒体宣传，他们就要进行尝试，而每次尝试却又浅尝辄止。这就是忽视了自身的主观能动性，心理健康的根本在于心理平衡，而心理平衡所需要的是调动自身的内在潜力，以实现内心的平衡，进而提升个人幸福感和安全感以获得心理健康。这一类群体忽略的恰恰就是心理诊疗的核心关键，他们的治疗往往达不到预期的效果。

2. 主次关系颠倒

这一类患者是在心理诊疗过程出现了认知偏差，颠倒了医生和患者之间的关系。同一般性的医学诊疗不同，在心理疾病的诊疗过程中，诊疗的主体是患者，而医生只是起到辅助作用。心理治疗从本质上讲是一场自我的抽象意义上的心理手术，这一手术的执行者是患者本人而非心理医生。心理医生在诊疗中所扮演的角色仅仅是助手、顾问和催化师。

3. 过分乐观

这类患者对于治疗的难度和所需要的时间估计不足，过分乐观。众多的研究都显示，任何心理疾病的产生，都是以一定的病态性格作为基础的。如果性格基础无法得到转变、改善或修复，那么心理疾病也就难以根除。弗洛伊德认为个体性格往往是在五岁之前就已经形成了，是很难进行修正的。正如我国民间的老话"江山易改，本性难移"，个性是基于多种因素凝合而成的一个复杂因素，将其简单化处理即是对科学知识的不负责任，同时也是对个人心理健康的不负责任。

五、每个人都是自己的心理医生

（一）自我心理疏导

正如前文所述，同一般意义上的医学诊疗不同，心理治疗是一种以患者或求助者为主体以医生为辅助的治疗手段，因此，在心理治疗方面，求助者本身具有更重要的地位。与此同时，大众也应该了解，并不是所有的人都需要心理咨询师并接受专业的心理诊疗，通常情况下，大多数的心理亚健康问题是完全可以通过激发个人潜能、进行自我心理疏导以及完成自身对外部环境的适应而解决的。广大铁路职工作为一个较为特殊的职业群体，在一般的情况下，如果个人感觉心理状态不佳出现心理亚健康情况，也大可不必慌张，而是首先需要将自己的精力聚焦到自我疏导方面，通过培育自身的心理恢复能力让自己的情绪得到恢复、安全感得到提升、幸福感得到增强、对外部环境的适应能力得到强化。因此，根据社会心理学、人本主义心理学以及发展心理学等诸多心理学流派的观点，如果出现心理亚健康，个体应该首先专注于自我疏导，也就是所谓的"每个人都是自己的心理医生"。

（二）自我心理疏导的方法

由于个体存在着巨大的差异，因此专业的心理疏导往往因人而异，自我心理疏导同样也要量体裁衣、具体问题具体分析，根据个体本身的生理状况、心理状况、社会环境等多方面因素综合考量，进行自我心理疏导。通常来讲，自我心理疏导包括以下四条路径和方法。

1. 自我解脱

即我们通常所谓的自我安慰或"精神胜利法"。这种方法主要强调利用个体固有的感知体验和成功经验进行自我的跨时间维度的共情，将自己的积极情绪作用于当下，从而使得当下的消极情绪得到消解或转移。简单来说，就是在失败的时候，多想成功的事，不顺心的时候，多想顺心的事，找出一些曾经使自己开心的事情来冲散心中的愁云，正所谓"不如意之事十之八九，知足者常想一二"。

2. 自我疏通

这种方法强调自我内心的调节与自我和外部世界的沟通。当个体因为受到外界的影响出现情绪异常时，应该通过共情、移情的方式进行情感上的感知和谅解，培养个体的同理心与共情感。通俗地说也就是当心态出现异常的时候，例如受批评、受非议而感到委屈，或因人际关系出现问题而感到苦闷时，要克制和宽容，不要死抠别人的态度和毛病。学会宽厚待人，与人为善，以新的精神面貌和真诚的行为取得人们的理解。

3. 自我激励

社会的飞速发展让居于其中的每个个体深受影响，其中个人生活节奏加快、压力变大是其中的一个重要表现。面对着多方面的多层次的频繁的压力，个体的抗压能力尤为重要。应对压力，选择转移或是逃避并非长久之计，而是应该将消极因素转化为积极因素，从而实现个体的突破与发展。心理学上的自我激励，强调个体在面对心理困境时，稳定内心情绪，以理性和客观的方式对问题进行解构、分析和思考,而后制定对策。在制定解决问题的对策时,要趋利避害,选取有利于自己的因素,尽量弱化消极因素,从而最终调动积极因素,迎难而上,突破心理困境、解决现实问题、实现个体发展。

4. 自我转移

这里的自我转移一方面是指个体在地理空间和生活方位上的变动,另外一方面是指活动场域和生活方式的修正。个体在一定的情景与环境中,往往会陷入一种困境,而摆脱这种困境的最直接的方式就是空间上的位移和行动上的转换。当为自身的弱点、缺陷而烦恼或受意外挫折感到苦恼而无法自拔的时候,应主动把注意力转移到能唤起欢乐情感的活动上来,如听音乐、打球,转移环境,减少压力,避免触景生情,淡化了心理上的阴影,达到暂时遗忘的目的。

广大铁路职工应该时刻关注自己的心理状况,同时,如果出现心理问题,不要慌张也不要逃避,应该正确、积极地通过自我心理疏导走出心理困境,做自己的心理医生。

课间小游戏

快乐动物园

情绪有正性与负性之分。有些正性情绪,如兴奋、好玩、幽默可以激发人的创造力,而许多负性情绪,如痛苦、焦虑、恐惧则会阻碍人的创造力发挥。我们每个人都有因成功或失败而导致情绪波动的经历。下面这个游戏可以让你体验情绪在问题解决中的强大作用。更可以训练你的幽默和乐观的情绪。

这个游戏要求你和一些朋友一同做,而且要求我们偏离一贯的社会行为方式。游戏的内容是要你学动物园里动物的叫声。用你姓氏汉语拼音的第一字母决定你要学的动物是什么,姓氏与动物名称对应见表1-3。

表1-3　姓氏与动物名称对应表

你姓氏汉语拼音的第一字母	动物名称
A~F	狮子
G~L	海豹
M~R	猩猩
S~Z	热带鸟

现在选择一个伙伴(最好在这些朋友中挑一位不太熟悉的人作为伙伴)。彼此盯着看,目光不能转移,同时用嘴大声学动物叫,至少10秒钟。

在这个简单的游戏中,你的感觉如何?你是否感到既幽默有趣又有些尴尬?尽管这个游戏开始时会感到不舒服,但很可能结束时已是笑声满堂。不管你模仿的动物是什么,最后你的表现都是"傻驴"一头。

你是否注意到好玩和幽默的情绪会有助于你在这个游戏中创造性的发挥,可能会使你灵机一动,模仿出种种出人意料的叫声,获得满堂喝彩,或者逗得大家捧腹大笑?而在游戏中,感到尴尬的心理却会使你羞于开口?假如你有幽默感,学动物叫就更容易开口。

正性乐观的情绪是创造力的催化剂。因此,在最困难的时候,不要忘记幽默可以使你保持乐观。

第三节　积极进行压力管理

面对复杂的工作环境,艰苦的工作条件,较高的工作要求,铁路职工如何适应,并且管理工作中产生的压力呢?首先要对压力有所了解,在清楚知道其产生原因、作用影响后,再通过一定方法进行管理。在压力管理中,则要先学会调节情绪,面对种种压力事件,最直接的表现就是出现各类负面情绪,如愤怒、沮丧、悲伤等,如果能接纳这些情绪,并逐步调节,增加日常生活中的正面情绪,那压力问题则不攻自破。

一、什么是压力

(一)压力的概念

压力本是物理学上的概念,它是指发生在两个物体的接触表面的作用力。加拿大学者"压力之父"塞利于1965年提出了"一般适应综合症"学说,第一次系统地提出了压力的概念,他认为压力是指"人或动物对环境刺激的一种生物学反映"。美国心理学家拉泽鲁斯1984年第一次在认知学领域解读了"压力",他认为压力是指"环境和内部的需要超出个体、社会系统或机体组织系统的适应能力"。换句话说就是刺激事件打破了个体各项系统的平衡和负荷能力,超出了个体力所能及的范围,就会体现为压力。加拿大著名的生理、心理学家汉斯·薛利于1936年提出压力是表现出某种特殊症状的一种状态,这种状态是由生理系统中对刺激的反应所引发的非特定性变化所组成的。西方学者对压力内涵的解释,是把压力看成是一个过程,注重从生理、心理和行为反应等方面进行研究。

在我国当代的科学文献中,压力这个概念至少有三种不同的含义。第一种,压力指那些使人感到紧张的事件或环境刺激。如有一份"压力很大的工作",即将可能带来紧张的事物本身当作压力。第二种,压力指的是一种身心反应。比如有人说"我要参加演讲比赛,我觉得压力好大",这里他就用压力来指代他的紧张状态,压力是他对演讲事件的反应。这种反应包括两个成分,一是心理成分,包括个人的行为、思维以及情绪等主观体验,也就是所谓的"觉得紧张";另一个是生理成分,包括心跳加速、口干舌燥、胃部紧缩、手心出汗等身体反应。这些身心反应统称为压力状态。最后一种,压力是一个过程。这个过程包括引起压力的刺激、压力状态以及情境。所谓情境是指人与环境相互影响的关系。根据这种说法,压力不只是刺激或反应,而是一个过程,在这个过程中,个人是一个能通过行为、认知、情绪的策略来改变刺激物带来的冲击的主动行动者。面对同样的事件,每个人经历到的压力状态程度却可以有所不同,就是因为个人对事件的解释不同,应对方式也不同。

据此,我们可以看出影响压力产生的因素有很多,面对同一事件,不同的人,在不同的社会背景下,会产生不同程度的压力,下面我们就来具体分析影响压力的因素有哪些。

(二)影响压力的因素

1. 性格因素

不同性格特征的人,对压力的感知是不同的。美国学者 M. H. 弗里德曼等人研究心脏病时,把人的性格分为两类:A 型和 B 型。A 型人格者较具进取心、侵略性、自信心、成就感,并且容易紧张。A 型人格者总愿意从事高强度的竞争活动,不断驱动自己要在最短的时间里干最多的事,并对阻碍自己努力的其他人或其他事进行攻击。A 型人格的人运动、走路、吃饭的节奏很快,对很多事情的进展速度感到不耐烦,总是试图同时做两件以上的事情,无法处理休闲时光,着迷于数字,成功是以每件事中自己获益多少来衡量的。因此 A 型人格对压力的感知更加敏感,对压力的承受能力更低。相反,B 型人格者则较松散、与世无争,对任何事皆处之泰然,从来不曾有时间上的紧迫感及其他类似的不适感,认为没有必要表现或讨论自己的成就和业绩,除非环境要求如此,充分享受娱乐和休闲,而不是不惜一切代价实现自己的最佳水平,充分放松而不感到内疚。因此 B 型人格对压力的感受能力相对较弱。

2. 经验和准备状态

当面对同一事件时,经验丰富或准备充分的人对压力的感受更小,换句话说,抗压能力更强。而初次经历或毫不知情毫无准备的人,会感受到更强的压力。一帆风顺的人一旦遇到打击会不知如何应对,而经历过坎坷的人遇到同样的打击就不会如此惊慌失措。

3. 环境因素

一个人所处的环境包括工作单位、家庭和社会环境。工作强度、人际关系、夫妻关系、子女教育、社会支持等环境因素都会影响人对压力的感知。

(三)什么是压力源

压力源是压力产生的重要组成部分,即能引发人的应对反应的刺激物、事件或环境。按来源分类,压力源可分为四类:

第一类为躯体性压力源。通过对人的身体直接发生刺激作用而造成身心紧张状态的刺激物,包括物理、化学、生物的刺激物,引起生理压力。如过高或过低的温度、微生物、酸碱刺激等,这一类刺激是引起生理压力和压力的生理反应的主要原因。

第二类为心理性压力源,是指来自人们头脑中的紧张性信息。例如,不切实际的期望、不祥的预感、恐惧紧张的心情以及与工作责任有关的压力和紧张等。心理性压力源与其他类型压力源的显著不同之处在于它直接来自人们的头脑中,反映了心理方面的困难。例如:工作还没开始,就已经对这项工作产生了畏难情绪;还没见到相亲对象,就开始感到心情的紧张;等等。

第三类为社会性压力源,主要指某个情景或某件事的发生,改变了原有的生活规律,并要求人对此作出相应的反映和改变。社会性压力源包括个人生活中的变化,也包括社会生活中的重要事件。例如,升学考试、离婚、战争与社会动乱等。

第四类为文化性压力源,即从一种语言环境或文化背景进入另一种语言环境或文化背景中,使人面临全新的生活环境、陌生的风俗习惯和不同的生活方式,从而产生压力。例如,农村人到城市打工,就会遇到文化冲突。再有职工的工作调动、工作地点的变化等,都会产生压力。

　　按照性质来划分,压力源又可以划分为正性压力源(例如结婚、升学、提拔等)、中性压力源(例如生活规律的改变、工作场所的变化)和负性压力源(例如疾病、灾难性事件),但压力源的性质不完全取决于事件本身,同样的事件对于不同的人会产生不同的反应。

PSTRI 压力测试

　　用大约 10 分钟的时间填写问卷,不要在每一题上费很多时间考虑,根据你的感觉填写。仔细考虑下列每一个项目,看它究竟有多少适合你,然后对每一项目根据发生频率打分。

　　总是:4 分;经常:3 分;有时:2 分;很少:1 分;没有:0 分。

1. 我受背痛之苦。　　　　　　　　　　　　　（　）
2. 我的睡眠不足且睡不安稳。　　　　　　　　（　）
3. 我头痛。　　　　　　　　　　　　　　　　（　）
4. 我腭部疼痛。　　　　　　　　　　　　　　（　）
5. 若需要等待,我会不安。　　　　　　　　　（　）
6. 我的后颈感到疼痛。　　　　　　　　　　　（　）
7. 我比多数人更神经紧张。　　　　　　　　　（　）
8. 我很难入睡。　　　　　　　　　　　　　　（　）
9. 我的头感到紧或痛。　　　　　　　　　　　（　）
10. 我的胃有毛病。　　　　　　　　　　　　　（　）
11. 我对自己没有信心。　　　　　　　　　　　（　）
12. 我会自言自语。　　　　　　　　　　　　　（　）
13. 我忧虑财务问题。　　　　　　　　　　　　（　）
14. 与人见面时,我会胆怯。　　　　　　　　　（　）
15. 我怕发生可怕的事。　　　　　　　　　　　（　）
16. 白天我觉得很累。　　　　　　　　　　　　（　）
17. 下午感到喉咙痛,但并非由于染上感冒。　　（　）
18. 我心情不安,无法静坐。　　　　　　　　　（　）

19. 我感到非常口干。　　　　　　　　　　　　（　　）

20. 我的心脏有毛病。　　　　　　　　　　　　（　　）

21. 我觉得自己不是很有用。　　　　　　　　　（　　）

22. 我吸烟。　　　　　　　　　　　　　　　　（　　）

23. 我肚子不舒服。　　　　　　　　　　　　　（　　）

24. 我觉得不快乐。　　　　　　　　　　　　　（　　）

25. 我流汗。　　　　　　　　　　　　　　　　（　　）

26. 我喝酒。　　　　　　　　　　　　　　　　（　　）

27. 我很敏感。　　　　　　　　　　　　　　　（　　）

28. 我觉得自己像被四分五裂了似的。　　　　　（　　）

29. 我的眼睛又酸又累。　　　　　　　　　　　（　　）

30. 我的腿或脚抽筋。　　　　　　　　　　　　（　　）

31. 我的心跳加速。　　　　　　　　　　　　　（　　）

32. 我怕结识新人。　　　　　　　　　　　　　（　　）

33. 我的手脚冰冷。　　　　　　　　　　　　　（　　）

34. 我患便秘。　　　　　　　　　　　　　　　（　　）

35. 我未经医师的指示使用各种药物。　　　　　（　　）

36. 我发现自己很容易哭。　　　　　　　　　　（　　）

37. 我消化不良。　　　　　　　　　　　　　　（　　）

38. 我咬指甲。　　　　　　　　　　　　　　　（　　）

39. 我耳中有嗡嗡声。　　　　　　　　　　　　（　　）

40. 我小便频繁。　　　　　　　　　　　　　　（　　）

41. 我有胃溃疡的毛病。　　　　　　　　　　　（　　）

42. 我有皮肤方面的毛病。　　　　　　　　　　（　　）

43. 我的咽喉很紧。　　　　　　　　　　　　　（　　）

44. 我有十二指肠溃疡的毛病。　　　　　　　　（　　）

45. 我担心我的工作。　　　　　　　　　　　　（　　）

46. 我有口腔溃疡。　　　　　　　　　　　　　（　　）

47. 我为琐事忧虑。　　　　　　　　　　　　　（　　）

48. 我觉得胸部紧迫。　　　　　　　　　　（　　）

49. 我呼吸浅促。　　　　　　　　　　　　（　　）

50. 我发现很难做决定。　　　　　　　　　（　　）

将自己的分数与下列分数相比较,就可了解自己的压力程度。

93分或以上:表示你确实经受着极度的压力且它正在伤害你的健康。你需要专业的心理治疗师给予一些忠告,他可以帮助你消减你对于压力的知觉,并帮助你改良生活的品质。

82~92分:表示你正经历太多的压力且它正在损害你的健康,并令你的人际关系发生问题。你的行为会伤害自己,也可能会影响其他人。因此,对你来说,学习如何减少自己的压力反应是非常重要的。你可能必须花很多时间做练习,学习控制压力,也可以寻找专业的帮助。

71~81分:表示你的压力程度中等,它可能正开始对你的健康不利。你可以仔细反省自己对压力如何反应,并学习在压力出现时控制自己的肌肉紧张,以消除生理反应。好的心理咨询师会对你有帮助,或者选择适合的放松训练方式进行放松训练。

60~70分:表示你生活中的兴奋与压力是适中的。偶尔会有一段时间压力过大,但你有能力去管理压力,并且很快地回到平静的状态,因此,它对你的健康并不会造成威胁。做一些放松训练是有益的。

49~59分:表示你能够控制你自己的压力反应,你是一个相当放松的人。你对于所遇到的各种压力,并没有将它们解释为威胁,所以你很容易与人相处,可以毫无惧怕地胜任工作,也没有失去自信。

38~48分:表示你对所遭遇的压力毫不在乎,好像并没有发生过一样。这对你的健康不会有什么负面的影响,但你的生活缺乏适度的兴奋,因此,生活的趣味也有限。

27~37分:表示你的生活可能是相当沉闷的,即使刺激或有趣的事情发生了,你也很少有反应。可能你必须参与更多的社会活动或娱乐活动,以增加你的压力激活反应。

16~26分:表示你在生活中所经历的压力经验不够,或者你并没有正确地分析自己。你最好更主动些,在工作、社交、娱乐等活动上多寻求些刺激。做放松训练对你没有很大用处,但一些心理辅导也许会对你有帮助。

43~65分:表示你的压力是适中的,不必寻求改变生活状态。

如果分数低于43或高于65,那表示你可能需要调整生活状态。低分者需要更多刺激,高分者则需要更好的压力管理。

二、压力的意义

"只有死亡才能完全摆脱心理压力的困扰。"心理学家如是说。现代的工业化社会给人们带来了快节奏、高消耗的生活。人们在仅有的时间里总有许多事情要做,还要为渺茫的前景担忧,很少有时间分给家庭和娱乐。我们经常感到压力大,但是,如果没有了压力,你的生活是否会好些呢?没有压力的生活就没有了挑战,没有了困难去克服,没有了新的领域去开拓,正所谓"井无压力不出油,人无压力轻飘飘"。我们需要从不同的角度看待"压力"。

首先我们通过一个著名的心理学定律,来认识心理压力、工作难度和工作效率之间的关系:耶克斯—多德森定律。其基本观点是,绩效表现首先需要由刺激或者压力来唤醒,压力小,绩效水平低,随着压力的增加,绩效水平也随之增加,当压力达到一定大的程度时,这时绩效水平不再增加,反而有下降的趋势。也就是说,压力过大自然不好,但是没有压力未必就好,压力就像一根小提琴的弦,没有压力就不会有动听的音乐,但是如果琴弦绷得太紧,就会断掉。

下面我们分别从压力的消极影响和积极作用两方面探讨压力的意义。

（一）压力的消极影响

1. 压力对生理健康的影响

压力是人在面对外界刺激时一整套有效的内部生理活动调节过程，人的身心是一个统一体，如果这种超负荷压力长时间持续下去，就会引起个体过度的心理和生理的反应，出现身心疲惫的症状，引发不良的生活习惯，如吸烟、酗酒等，从而造成人体内各大系统的紊乱和失调，那些比较脆弱的器官和系统就极易首先发病，例如生活中因亲人亡故而痛不欲生，常常一病不起；再如临床上的应激性胃溃疡、心动过速、心率失调等也是典型的例子。因此，压力及由此引发的不良生理反应和生活方式已构成了当今社会威胁人类身心健康，造成疾病与死亡的原因。

2. 压力对认知活动的影响

通过耶克斯—多德森定律我们得知，在一定的压力下可以帮助个体更好地解决面临的困难，但很多时候过大的压力所造成的心理失衡和消极情绪往往会干扰人的正常逻辑思维，分析能力、判断能力、决策能力全面下降，言语表述缺乏逻辑性，容易形成错误的判断。此外还会导致注意力不集中和记忆力减退。例如有时候一件事物的答案明明就在嘴边，可就是想不起来，这就是心理学上的"舌尖效应"，一般在紧张或压力过大的时候可能出现。

3. 压力引起的消极情绪

压力的出现总是伴随着一系列的情绪体验，过度的压力尤其会引起精神紧张、焦虑、愤怒、怨恨、内疚、自责、悲伤、绝望等；性格也发生明显的变化，防卫心理增加，情绪的自控能力下降，常出现攻击、暴躁不安的情绪；习惯性无助，消极、被动、听之任之；自我评估能力降低，使人的自主感和自信心受到破坏。

4. 压力引起的消极行为

压力过大会产生一系列消极行为。

（1）逃避性行为：消极应对压力，退缩或逃避，或改变生活方式，通过嗜烟、酗酒或滥用药物来暂时缓解心理反应，甚至出现自伤、自杀等行为。例如一个因学习不好而经常受到老师和家长指责的学生可能会出现逃学甚至离家出走的行为。再如，有人因失恋或失业而出现轻生的行为。

（2）攻击性行为：攻击可能直接指向压力来源，例如谩骂、动手打人等。攻击也可能采取间接方式，当目标过分强大，惹不起或无法攻击时，会把攻击对象转向弱小群体，例如在外受气的丈夫回家打骂妻子儿女的家暴行为。

（3）抑制性行为：表现为工作、学习与生活的兴趣和热情大幅度下降，做什么事都觉得索然无味；对于新鲜事物失去敏感性，行为懒散，办事拖拉，被动应付，不愿承担责任；沉默寡言，表情呆滞，不愿与人交流，喜欢独自发呆等。

（二）压力的积极作用

压力并非仅仅具有消极、破坏性作用。正如耶克斯—多德森定律所说，适当强度的压力能调动体内的能量，有助于工作的完成。适当的压力会使人精神振奋，全力以赴地投入到工作与学习中。

1. 提高工作效能和学习能力

（1）压力产生动力

有人说，工作常常让我倍感压力。但成功人士通常会将压力转化为正面能量及动力，绝不让压力压垮自己。俗话说"有压力才有动力"，我们常说的"破釜沉舟""孤注一掷""背水一战"等就是印证的这一点。

（2）压力增强挑战感和兴奋感

适当压力也能增强我们的挑战感和兴奋感，例如在每年春运前夕车站都会召开"春运动员大会"，"春运"给车站职工带来适当的预期压力会让职工产生兴奋感或挑战感，而这种兴奋感或挑战感同时也会带来精力充沛的感觉。

(3)提高记忆力

压力的能量能点燃大脑,肾上腺素唤醒感觉,你瞳孔放大接收更多的光,听力更加敏锐。大脑会更快分析感知到的事物,不再分心,不重要的事项不予考虑。压力能集中你的注意力,获取周遭更多的信息。加州大学生物学教授妮拉·考费尔指出:一定量的压力对人的身体是有益的,会使人的警觉、行为和认知表现进入最佳水平,从而增强记忆力和学习能力。例如,许多学生都经历过考试前的"临时抱佛脚",在考试的压力下,学生的短暂记忆力和学习能力大幅度提升。

2. 提升生活幸福感,提高免疫力

(1)压力会让生活更加有趣,这是因为我们将压力看作生存工具,有时我们有意识地将自己置身于压力环境中,就是为了享受生活,给生活更多乐趣。比如参加一些具有挑战性的活动或比赛,又如初次邀请某人约会,学习全新事物等。这一类型的压力帮助我们实现满足感,健康及快乐。

(2)适当的压力,可提高自身的免疫力。短期压力(持续几分钟或几小时)能够增强先天、原发性和适应性以及继发性免疫反应。举例来说,如果你不小心被刀割伤或是摔倒,身体就会迅速反应制造出凝块来止血,若是没有经历一些伤害或危险,你的身体就会不知道如何应付危机。

课堂练习

放 松 训 练

1. 准备工作:找一间安静整洁、光线柔和、周围没有噪声的房间,身处其中令人舒适愉快,不受任何干扰。准备一张舒适的沙发、躺椅或床,让自己能尽量舒适地坐在上面或躺在上面,然后闭上眼睛。

2. 放松指导语(每个动作5～10秒):

深深吸进一口气,保持一会儿,再保持一会儿,再慢慢地把气呼出来;再深深地吸进一口气,保持一会儿,再慢慢地把气呼出。

(1)手臂部放松:伸出你的前臂,握紧拳头,用力捏紧,注意你手上的紧张感觉,再彻底地放松你的双手,体验放松后的感觉。现在弯曲你的双臂,用力弯曲绷紧双臂的肌肉,保持一会儿,感受双臂肌肉的紧张,再彻底地放松你的双臂,体会放松后的感觉,你可能感到沉重、轻松或者温暖,这些都是放松的标志,请注意这些感受。(重复一次)

(2)躯干部放松:向后用力舒展双肩,再用力注意感受肩部的紧张,坚持一下,现在放松双肩,仔细体会放松的感觉,再向上提起双肩,尽量使之接近耳朵,注意感受肩部的紧张,坚持一下,现在放松双肩,仔细体会放松的感觉,停一会儿,现在挺起胸部,深吸一口气,让胸部鼓起,再鼓气,屏住呼吸,注意感受胸部的紧张,坚持一下,现在慢慢呼气,放松胸部,仔细体会放松的感觉,停一会儿,向内收紧腹部,再收紧,注意感受腹部的紧张,坚持一下,现在放松腹部,仔细体会放松的感觉。

(3)腿部放松:双脚的脚趾并拢,向脚心方向收紧,再收紧,注意感受腿部的紧张,坚持一下,放松腿部,仔细体会放松感觉;双腿伸直,双脚的脚尖向脸部方向跷起,用力跷,再跷,注意感受小腿的紧张,坚持一下,现在放松小腿和脚,仔细体会放松的感觉。

(4)头部放松:向上皱起额部的肌肉,皱紧,坚持一下,放松额头,觉得前额很平很平;皱起眉头,注意感受眉头的紧张,坚持一下,放松眉头;把眼睛闭起来,闭紧,坚持一下,再放松眼睛,使它舒服地闭着;把舌头紧紧顶住口腔的上部,用力向上顶,再用力,感受舌头的紧张,坚持一下,放松舌头,让它回到舒适的位置;咬紧牙齿,用力咬紧,再咬紧,坚持一下,放松牙齿,仔细体会紧张和放松的感觉;闭紧嘴唇,使嘴角向两边尽量延伸,鼓起两腮,上下唇用力压紧,再压紧,坚持一下,放松唇部,使它自然地微微张开,仔细体会放松的感觉;把头尽量后仰,再后仰,感受颈部的紧张,坚持一下,再把头尽量弯向左肩,再弯,坚持一下,再尽量低头,坚持一下,现在让头回到原来的位置,放松,仔细体会紧张与放松的感觉。

(5)全身放松:深深地吸气再吸气,长长地呼气再呼气,仔细感受全身每一组肌肉的放松状态,仔细体会自己的感觉非常安详、平静、愉快,慢慢从 1 数到 50,睁开眼睛感到愉快、平静、精神焕发。

做放松训练时,应注意肌肉由紧张到放松,要保持适当的节奏,与自己的呼吸相协调,每一组肌肉的练习之间应有一个短暂的停顿,每次练习应从头至尾,完整地完成。这种训练需要持之以恒,才会见成效,每天练习 1~2 次,每次大约 15 分钟。

三、情绪的作用

月有阴晴圆缺,人有喜怒哀乐。当我们在工作和生活中经历不同的事情时,会表现出不一样的心情:获得成功时的喜悦,遭遇失败时的沮丧,受到侵害时的愤怒,看到不幸时的悲伤。情绪是我们对外界刺激最直接的反映,也是每个人表达心中所感的主要方式。既然情绪是由于客观环境刺激所产生的一种心理反应,那么它当然也会因为刺激的不同而表现出积极与消极两个方面。下面我们共同探讨积极情绪与消极情绪对我们的影响与作用。

(一)积极情绪的作用

1. 积极情绪有助于健全人格的培养

具有积极情绪的人思维活跃度更强,对周围的感知能力也更敏感,也更容易吸收正面的信息,看问题的角度也更趋向于积极乐观的一面,更容易将事情的成功归因于积极良性的因素,因此,积极情绪更容易使人从对其产生影响的事或重要他人身上学习到优秀的品质,有利于个体形成理解、助人、谦虚、发现美丽、宽恕和仁慈等良好的性格特点,促进健全人格的形成。

2. 积极情绪有助于建立良性的人际关系

具有积极情绪的人,能够敏锐地察觉到对方的情绪,也能准确地表达自己的信息,从而促进有效的沟通;具有积极情绪的人,也具有较好的情绪控制能力,给对方以安全和信任感;具有积极情绪的人,更容易欣赏和接纳他人,与同伴交往及评价中会持更加肯定的态度。因此,积极情绪有助于个体良性人际关系的形成,而处于良性人际关系的人更容易形成积极情绪。

3. 积极情绪有助于提升幸福感

在一种好的心境中感到乐观,对个人的生活感到满意,体验幸福和愉快,这种好的心境,多数情况下是在积极情绪的作用下产生的。增加积极情绪的体验是获得幸福感的可靠途径,积极情绪体验本身就属于幸福感。反复体验积极情绪,有利于增强个体心理弹性和提高社会关系的质量,从而获得更高的主观幸福感。

4. 积极情绪有助于形成较高的心理韧性

心理韧性是当个体面对突发事件、逆境、严重压力或创伤性生活事件等危险因素需要克服时才发挥作用的心理特质。有研究指出,积极情绪是心理韧性的一个重要组成部分,经常体验积极情绪可以增强心理韧性,提高个体应对压力和逆境的能力,同时防止个体面对压力时心理生理恢复的延缓。高心理韧性个体的特质之一就是自身能够运用积极情绪面对问题,积极情绪可以帮助高心理韧性的个体建立面对创伤时所需要的心理资源,促进个体适应,帮助个体更快地解决问题。

5. 积极情绪对身心健康有促进作用

积极情绪通过增强个体免疫能力进而降低个体易感染性,情绪对生理健康的意义在于提高人的免疫系统功能。当然,积极情绪对心理健康也有促进作用。积极情绪可以降低个体心理疾病的易感性,更好地应对负性或压力事件。积极情绪对于心理疾病也有调节作用,它对抑郁有缓解的作用。

(二)消极情绪的影响

1. 消极情绪不利于身体健康

国外的医疗机构通过临床分析发现,大部分的癌症患者在诊断出癌症前,都有着不同程度的消极情绪和心理问题。长期的情绪低落、压抑,可以导致中枢神经系统的紊乱和内分泌失调,内脏功能也随之减弱,机体免疫力下降。在我们的女性恶性肿瘤中,乳腺癌、胃癌、胰腺癌成为三大高危疾病,与部分女性喜欢生闷气、多疑、抑郁、性格内向等不无关系。

2. 消极情绪不利于心理健康

心理学研究表明,消极情绪可使大脑皮层处于抑制或半抑制状态,不利于思维活动的开展,不利于接受知识,也不利于进行创造性的学习。长此以往,会使人形成紧张、抑郁、焦虑、孤僻、敏感、多疑等消极情绪状态,甚至导致心理失常,影响人的心理健康。人的不满情绪和糟糕心情,一般会沿着等级和强弱组成的社会关系链条依次传递,由金字塔尖一直扩散到最底层,无处发泄的最弱小的那一个元素,则成为最终的受害者。其实,这是一种心理疾病的传染。

一位父亲在公司受到了老板的批评,回到家就把沙发上跳来跳去的孩子臭骂了一顿。孩子心里窝火,狠狠去踢身边打滚的猫。猫逃到街上,正好一辆卡车开过来,司机赶紧避让,却把路边的孩子撞伤了。这就是心理学上著名的"踢猫效应"(图 1-2)。

3. 消极情绪干扰学习过程,影响才智发挥

有研究显示,积极情绪是主动学习的动力,消极情绪则影响才智的发挥。心理状态良好,乐观开朗,大脑就容易处于激活和兴奋状态,就能够创造性地学习。反之,则会思维受阻,智力水平下降。

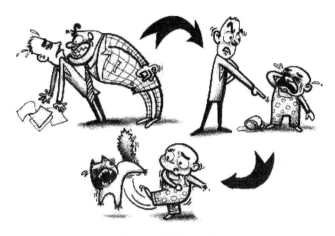

图 1-2　踢猫效应图

同时,情绪还会影响学习态度。情绪高涨,富于热情,会促使人去探索研究;反之,就会不肯努力,放弃学习。

4. 消极情绪容易产生反社会行为,危害社会

在消极情绪下,由于"投射作用"的影响,人在观察社会时就像带上了有色眼镜一样,往往出现认知障碍,导致认知偏差,有些人自认为看破红尘,所以玩世不恭,怨天尤人,破罐破摔,结果迷失了自我,浪费了大好的青春时光,有的甚至走上犯罪的道路。许多人都是由于开始的消极心态而导致认知偏差,发展到反社会心理,最终导致反社会行为的。因此,消极情绪还可能发展为犯罪的温床,最后以毁掉自己、危害社会告终。

四、情绪的调控

情绪与我们的生活息息相关,有的人能够良好地掌控自己的情绪,生活充满了乐观与积极;有的人对自身情绪的调控能力较弱,常常处于紧张焦虑的痛苦之中。因此,学会管理情绪,让我们的情绪多产生积极的作用,才会使我们的工作与生活向着更好的方向发展。

情绪稳定测试

1. 通过下面这个小小的测试,可以认识自己的情绪是稳定的,还是容易波动的,以及是否有良好的自我情绪控制技能。

(1)有能力克服各种困难。(　　　)

A. 是的　　　　　　B. 不一定　　　　　　C. 不是的

(2)猛兽即使关在铁笼里,你见了也会惴惴不安。(　　　)

A. 是的　　　　　　B. 不一定　　　　　　C. 不是的

(3)如果能到一个新环境,你会(　　　)。

A. 把生活安排得和以前不一样　　　　B. 不确定

C. 像从前一样

(4)一生中,你一直觉得你能达到所预期的目标。(　　　)

A. 是的　　　　　　B. 不一定　　　　　　C. 不是的

(5)在小学时你所敬佩的老师,到现在仍然令你敬佩。(　　　)

A. 是的　　　　　　B. 不一定　　　　　　C. 不是的

(6)不知为什么,有些人总是回避你或冷淡你。(　　　)

A. 是的　　　　　　B. 不一定　　　　　　C. 不是的

(7)你虽善意待人,却常常得不到好报。(　　　)

A. 是的　　　　　　B. 不一定　　　　　　C. 不是的

(8)在大街上,你常常避开你所不愿意打招呼的人。(　　　)

A. 极少如此　　　　B. 偶尔如此　　　　　C. 有时如此

(9)聚精会神地欣赏音乐时,如果有人在旁高谈阔论,你会(　　　)。

A. 我仍能专心听音乐　　　　　　　B. 介于 A、C 之间

C. 不能专心并感到恼怒

(10)不论到什么地方,都能够清楚地辨别方向。(　　　)

A. 是的　　　　　　B. 不一定　　　　　　C. 不是的

(11)你热爱自己的兴趣,并且为之努力。(　　　)

A. 是的　　　　　　B. 不一定　　　　　　C. 不是的

(12)生动的梦境,常常干扰你的睡眠。(　　　)

A. 经常如此　　　　　B. 偶然如此　　　　　C. 从不如此

(13)季节气候的变化一般不影响你的睡眠。(　　)

A. 是的　　　　　B. 介于A、C之间　　　　C. 不是的

2. 请根据计分表(表1-4),查明你每题的得分,并求出总分。根据总分的高低,将你的情绪稳定性分为三个水平。

表1-4　计分表

选项	题　号												
	1	2	3	4	5	6	7	8	9	10	11	12	13
A	2	0	0	2	2	0	0	2	2	2	2	0	2
B	1	1	1	1	1	1	1	1	1	1	1	1	1
C	0	2	2	0	0	2	2	0	0	0	0	2	0

(1)情绪稳定(17～26分):你的情绪稳定,性格成熟,能面对现实。通常能以沉着的态度应付现实中出现的各种问题,行动充满魅力,能振作勇气,有维护团结的精神。有时,也可能由于不能彻底解决生活的一些难题而强自宽解。

(2)情绪基本稳定(13～16分):你的情绪有变化,但不大,能沉着应付现实中出现的一般性问题。然而在大事面前,有时会急躁不安,不免受环境支配。

(3)情绪激动(0～12分):你情绪激动,容易产生烦恼。通常不容易应付生活中所遇到的各种阻挠和挫折,容易受到环境支配而心神动摇,不能面对现实,常常急躁不安、身心疲惫、甚至失眠等。要注意控制和调节自己的心境,使自己的情绪保持稳定。

如果你的情绪比较稳定,那么说明你面对生活具有良好的心态,你能从容应付生活中的酸甜苦辣;相反,如果你的情绪易于激动,那么你就得给自己的情绪健康敲敲警钟,心情变糟时,一定提醒自己:坦然面对生活。

(一)增加积极情绪

增加积极情绪是开启美好生活的钥匙。你可以通过看到事物

的好的方面、增加你的善意举动、带着激情生活、更加频繁地梦想你的未来、做自己最擅长的事情、与他人和自然建立亲密而友好的联系等途径来实现这一点。

1. 积极心理暗示

心理暗示是指接受外界或他人的愿望、观念、情感、判断、态度影响的心理特点,是人们日常生活中最常见的心理现象。心理暗示会让我们在不知不觉中影响自己的认知、情绪和潜意识。主动施加心理暗示其实就是利用我们的行为或主观能动性故意给自己施加一个能够导致心理暗示出现并对我们的情绪起到良好的导向的刺激。例如,每天坚持对自己说积极的话,在遇到困难时拍拍自己的脸给自己打气,通过改变家中陈设和装修颜色来让自己拥有愉悦的心情等等。

2. 优势比较法

有一句谚语说:有一个因为没有鞋穿而哭泣的小女孩,看到了没有脚的人,她停止了哭泣。优势比较法就是去想那些比自己受挫更大、困难更多、处境更差的人,将自己的情绪逐步转化为平心静气。冷静下来后,还可以寻找分析自己的优势并强化它,从而增加帮助我们克服困难的积极情绪。

3. 建立良好的人际关系

前面我们提到积极情绪有利于我们建立良好的人际关系,相反,良好的人际关系有利于我们获得更多的积极情绪。心理学实验表明,当你和朋友在一起时,即使你只是假装外向,表现出大胆、健谈、充满活力、积极主动和自信,无论你的自然天性如何,你都可以从那些良好的社会交流中吸取更多的积极情绪。

(二)减少消极情绪

消极情绪并非来自我们遭遇的不幸,而是来自我们如何看待不幸。我们可以做一些事情让自己忘掉烦恼,比如,慢跑、游泳、做瑜伽等;我们可以通过哭出来等途径来减少消极情绪。

1. 应付周围的消极源

你一定或多或少地遇到过这样的人，"对一切都充满抱怨的同事、动不动就发怒的老板、善于给你泼冷水的配偶"，要如何应对生活中消极的人呢？当消极情绪露面的时候，注入同情心、希望或者幽默，不要让问题升级，指出你们两个人都会认为有趣的方面。有科学研究表明，当某一个同伴能够以某种方式打破消极互动时，通过中性或者积极的方式回应消极情绪，这种关系带来的结果，要远胜于那些交流双方都彼此以恶意回应的结果。

2. 学会宣泄不良情绪

宣泄是主动性地选择合适的时间、合适的方式、合适的地点对不良情绪进行疏导，当有意识地把不良情绪排泄出去，释放了积聚的不良能量后，紧张情绪得以缓解，身心会趋于新的平衡。例如，找个僻静的环境大喊大叫，甚至用平时最说不出口的脏话痛痛快快地大骂一顿；或者晚上在家里把灯光调暗点，放着音乐，回想经历过的不满、伤心、委屈和郁闷，抱着枕头酣畅淋漓地大哭一场，都可以让情绪得到尽情地宣泄。

3. 训练心理承受能力

当在工作和生活中遇到各种事情时，如果我们不具备较强的理性分析能力，那么就会不自觉地"感情用事"，这也就难免会让我们无法控制自己的情绪，造成极端情绪的爆发。因此，我们应该在日常的工作和生活中不断强化理性分析能力，当我们能够通过理性的方式解决问题并体验到它所带来的好处，自然也就不会在遇到事情的时候被情绪所左右了。

眼界和阅历对于我们强化自己的心理承受能力、控制极端情绪也有着重要的作用。如果我们见识广博，那么不管什么样的事情给我们造成的压力都是有限的，因为我们有解决它的能力。如果我们见识短浅，那么当自己发现根本无法去理性地解决某些问题时，自然就会容易感情用事，爆发极端情绪。

4. 善用情绪 ABC 理论

情绪 ABC 理论是指：由于我们日常的一些不合理的信念使我们产生情绪困扰。情绪 ABC 理论中，A 表示诱发事件；B 表示个体针对此诱发事件产生的一些信念，即对这件事的看法和解释；C 表示个体产生的情绪和行为结果。同一件事，人们的看法不同，情绪体验也不同。

合理的信念会引起人们对事物适当、适度的情绪和行为反应；而不合理的信念则相反，往往会导致不适当的情绪和行为反应。我们遇到问题时要反思是不是对事件进行了过度解读，有意夸大，是不是误解了对方的意图，歪曲事实，多反问"真的是这样吗？""是不是还有别的可能"。通过改变对压力事件的解释来减少负面情绪。

(三)生活中几种常用的调节情绪的小方法

调节情绪的方法有很多，每个人的心理特征不同，管理情绪的方法也有很大差异，不同的技巧适合于不同的人。下面为大家介绍几种生活中常用的调节情绪的小方法。

1. 文字法或涂鸦法

在感到痛苦、难受时，将自己的感受、经历、想法统统写出来，想到什么就写什么，不要考虑形式，也不管内容是否连贯，只要是当时想到的，都可以写。或者拿一支铅笔、彩笔在一张大纸上随意涂抹，说不定你能在解决情绪问题的同时，创作出一幅高水平的抽象画。

2. 幽默法

生活中不能没有幽默。当事业遇到阻力时，幽默给你带来良好的心态，让你释怀；当你情感遇到挫折时，幽默是有效的润滑剂，缓解矛盾，一笑泯恩仇；当你健康情况欠佳时，幽默是最好的"开心药"，使你消除紧张，祛除病痛，让你生活多一点趣味。幽默体现了一个人的智慧和情趣。

3. 自我激励法

人需要激励,而自我激励比外部的激励更可靠,因为只有自己最清楚自己什么时候需要激励。会自我激励的人,好比自己随身带了个急救包可以随时打开,医治自己心灵的创伤。心理健康的人,会进行自夸,特别是在遇到挫折时,他们会在内心深处对自己进行表扬!"我能行!""我是最棒的!""我是一个坚强的人!""困难只会增加我的勇气!"我是一个勤奋付出的天才!""我随时随地都可以保持理智的头脑!"

4. 冥想法

你可以用几分钟时间,随意想象一些让自己感到舒适的事情,例如:躺在海风吹拂的棕榈树下喝着椰汁;在金色的胡杨林中吃着喷香的烤肉,听着悦耳的新疆民歌;走在铺满落叶的小路上迎面吹来清爽的微风;走在满地花草的牧场上,看到清凉湖水。在这样的想象中,你的挫折感会渐渐地减轻。

第二章　保持积极工作心态

第一节　准确认识铁路工作

一、铁路工作对心理健康的影响和作用

列车运行速度不断提高,铁路员工工作节奏越来越快,工作流程环环相扣,使铁路职工承受着前所未有的巨大压力。

（一）铁路工作职业特点

铁路是国家的重要基础设施和大众化交通工具,在经济社会发展中有着至关重要的地位和作用。铁路运输职业特点如下:

1. 时间性强。铁路运输作业是按照列车运行图要求的时间进行,行车各工种必须做到分秒不差,准确无误,否则会影响行车或发生事故。

2. 安全性要求高。铁路运输载重量大,运行速度快,事关人身和财产安全。

3. 作业标准化。各工种必须按照标准化的要求工作,"一丝不苟,一点不差,差一点不行"。

4. 作业时间、地点变动大。倒班、加班是常态,不管什么时间,哪个站、段、线路出现问题都要及时去排除。

5. 工作量和工作强度大。铁路运输涉及铁路设备使用、列车运行安全、治安管理、饮食卫生等吃、住、行一条龙的旅行运输,服务范围广,工作量和工作强度非常大。

6. 受各种影响因素干扰多。如气候、劳动环境艰苦,夫妻因聚少离多产生家庭矛盾等。

(二)铁路职工工作的职业要求

每个铁路工种都有其不同作业特点,铁路职工不分昼夜奋战在运输一线,协调配合,确保铁路运输的畅通无阻,确保旅客安全回家,这是铁路职工的职责所在,也充分体现了铁路职工的职业要求。

1. 责任心。铁路遍及全国,许多生产车间、班组、个人远离站段管理部门作业,其安全生产作业行为,主要依据规章制度、劳动纪律、作业标准化的要求,自觉执行。铁路职工必须具有高度的责任心,做到令行禁止,才能保证安全生产。

2. 安全意识。铁路运输关乎人民群众生命和国家财产安全,安全意识非常重要。

3. 适应性。因异地作业普遍,且作业时间、地点变动频繁,倒班、加班是常态,对职工心理和生理适应性的职业要求较高。

4. 奉献精神。铁路工作与许多行业一样在平凡的岗位上满足大众的需要,为大众服务。为此,要牺牲自己的时间、自己的家庭,要求铁路职工要有奉献精神。

铁路行业快速发展取得了辉煌的成绩:高速铁路、高原铁路、重载运输等方面技术创新取得重要突破,铁路客货运量持续增长。然而,铁路工作高速度、快节奏、工作流程环环相扣,各个部门组成庞大的联动机 24 小时运转,不允许分神,不允许差错,使铁路职工长期处于紧张、作息时间不规律、反复适应生活的无序状态:有的列车乘务员多年都得不到一次和亲人共度除夕的机会;一名机车司机牵引一趟列车,要观察 1 500 个信号,连续工作 12～13 小时,不能有一丝一毫的疏忽;为组织好列车到发,一位运转值班员要管 6 个站台 12 股道,一个班下来,接发车 170 趟,来回步行 20 多公里;为了有效维护站车安全,铁路民警放弃了无数个休息日、节假日;客运职工不允许和旅客发生任何冲突,工作期间必须忍耐旅客的负面情绪,以最大的耐心向旅客做好解释工作,等等。

如此的神经紧张和精神疲劳,是其他行业所不能比拟的,职业压力也要大许多。长此以往,容易导致压力过度,产生身体和心理上的问题。

二、铁路职工压力来源

(一)职业特性和工作环境带来的压力

1. 铁路工作节奏快,工作任务繁重。

2. 工作安全压力大。由于铁路工作的特殊性,铁路职工承担着巨大的安全压力。在铁路工作人员看来,运输不只是把乘客及财产送到某个目的地,而是安全地把乘客及财产送到目的地,这直接关系到乘客的生命安全问题,其身上所肩负的压力很大。

3. 部分铁路职工的工作环境艰苦。一些铁路职工的工作环境,或者噪声大,或者污浊重,或者高温,或者高原,或者严寒等等;(铁路职工又大多长期在外,远离亲人)长期处于这种工作环境下,生理健康、心理健康都不可避免会受到影响。

4. 铁路职工的人际环境比较紧张。发生较大的铁路事故后,外界社会有的公众对铁路安全不信任;内部的干群矛盾、员工间不同个性等,都会给铁路员工带来不小的心理压力。

(二)从婚姻家庭方面带来的压力

铁路职工长期离家在外,对于谈婚论嫁的青年,因工作时间的限制使得他们接触异性的机会和时间不多;还因奔波的特性,许多工种的倒班制,照顾家庭也有一定难度。

(三)从个体差异方面带来的压力

铁路职工个体差异也比较大,每个干部和基层员工有着各自不同的压力和风险。面对压力,每个人的心理承受能力和处理方式也有很大差异。

1. 工作能力不适应:奔波状态不适应;高强度、高危险工作不适应;个人业务能力不足导致的不适应。

2. 安全风险意识冲突:铁路职工抵御风险的能力较强,但控制风险的能力却较弱的矛盾状态;部分铁路职工的安全风险意识不够。

3. 付出与回报不平衡心理:工作压力大,身心疲倦,但回报未达到或距离预期较远,因自尊而产生心理压力。

4. 角色冲突:铁路运输行业,具有奔波的特性,有的职工因处理不好工作与家庭的关系而产生压力。

职场压力测试

(1)每天的工作都像到了最后期限。

(2)有时候吃午饭也要工作。

(3)你不断地让自己接受新的工作,同时也不放弃原有的工作。

(4)开始怀疑这份工作的意义。

(5)有时候会莫名其妙地心烦意乱,甚至感到透不过气来。

(6)希望对工作更有自信心。

(7)你知道你的工作需要感情投入,但不知道怎么做到。

(8)常常在梦中思考工作的事。

(9)做这份工作已经5年了或更长的时间。

(10)在工作空闲的时候也很难放松。

(11)当开始新的工作项目时,觉得难以马上投入。

(12)虽然很喜欢自己的工作,但你投入过多的时间时你会感到很内疚。

(13)似乎没有其他时间学新的东西。

评分说明:没有或不适用,0分;有时候这样,1~4分;的确如此,5分。

得分分析:

得分低于 8 分。说明你很清楚这份工作不是你生活的全部，你懂得恰到好处地分配时间，并且对付工作的压力的能力也很强。

得 8～22 分：你该注意了，是不是工作占用了你 80％的时间。

得分大于 22 分：工作左右了你全部的生活，你在别人眼中是一个"工作狂"，而你自己也感到身心疲惫。

第二节　努力提升工作能力

我们在工作中之所以感觉心理压力重，并非工作本身多么繁重，而是缺乏以更好状态和更高效率完成工作的方法，如果用最优的方法解决工作上的难题问题，我们就会发现在解决问题的同时就甩掉了压力。

一、培养积极心态

铁路职工需要培养自尊自信、理性平和、积极向上的良好心态。

（一）常自省，多感恩，少抱怨

小马是一名铁路职工，学校毕业后在铁路从事客运售票工作，工作节奏较快，春、暑运时期又非常忙碌，有时候一天都喝不上一口水，因为满负荷工作，还要面对满腹怨气的旅客，小马曾经的好脾气不见了，说话声音高八度，经常发脾气。

每人或多或少都有过消极的情绪、心态，如何尽快从其中走出来呢？

1. 学会自省。到逆境时要自省，顺境时更要自省，在自省中总结过去，规划未来。自省是积极的、愉快的、建设性的，是往好的一面引导自己的思想言行，帮助自己树立正确的认知，纠正一些犯错后的"惯性思维"。

2. 学会感恩。对职工来说，无论是实现自己的理想，还是肩负重任,感恩意识与奉献精神都是不可或缺的品质,都需要我们自觉践行。只有懂得感恩,学会奉献,我们才会真正懂得尊重、领会责任,才会多些理解和宽容、和谐和温暖、真诚和团结。不论贡献的是水是空气,不论回报的是铁是金,一样伟大,一样令人敬佩。

3. 尽量少抱怨。抱怨也称发牢骚,心理不平衡,偶尔抱怨发泄一下可以宣泄情绪、转移矛盾、释放压力,但无休止的抱怨只会增添烦恼,给自己及团队带来负面能量,让自己及周围人始终处于一种压抑的氛围,工作热情下降,工作效能降低,这不仅影响个人职业发展,甚至还埋下安全事故隐患,与其怨天尤人不如努力找到走出困境的方法。

(二)不刻意追求完美,接受失败

每个职工都希望自己生活变得越来越好,希望能够获得完美的人生。然而,可以在生活中追求完美,但如果因为生活的种种不完美而烦恼,那就有些得不偿失了。生活和工作中不可能将所有事情做到完美,那么不妨把心思投入到如何让自己的生活变得更有意义。

1. 更正自己的认知,有缺憾的生活才更有意义。

有些职工之所以在生活中追求完美,很大程度上是由于不能接受自己的生活有缺憾。明明是自己对生活存在误解,反而认为是生活对自己存在偏见。其实仔细想想,正是因为生活中有缺憾,我们才有不懈努力的目标,正是因为生活中有缺憾,我们才会对生活中的美好更加珍惜。

2. 正确对待自己生活中的过失。

每个职工都是普普通通的人,是人就会做错事,就会留有遗憾。如果我们不能正确对待生活中的过失,因为没有将事情做到完美而责怪自己,那么我们实际上就是自己给自己增加心理负担。学会正确看待生活中的过失,从过失中学到成长的经验,我们的生活才能越来越好。

3. 学会关注自己所拥有的,而非自己失去的。追求完美的人格偏差之所以产生,一方面是因为我们害怕失去。如果我们总是关注生活中失去了什么,难免会感到痛苦,而为了避免这种痛苦我们就不得不去追求所谓的"完美",以为当自己不再在生活中失去什么的时候,就会幸福。然而,没有人能够得到生活的全部,生活给予我们一些东西的同时,自然也会拿走一些东西。我们若能将眼光放在自己所拥有的东西上,就会感受到生活对我们的慷慨,就能够学会知足,自然也就不再去追求所谓的"完美"。

(三)远离攀比,不做无意义较量

在工作和生活中,我们避免不了与他人比较,在工作中比业绩、比地位,在生活中比财富、比容貌,在子女教育方面比成绩、比学校等等。比较过度就会成为攀比,攀比会让我们以狭隘的目光盲目地去与别人"争斗",不能接受他人的优势,更不能接受自己的劣势。如何比较才是适度的、恰当的,如何去比较才能够让我们实现进步而非陷入攀比的陷阱呢?

1. 通过自我暗示,增强自己的心理承受能力。自我暗示是一种强有力的心理调节技巧。当意识到心里在与别人比较时,在心中默念"明天会更好""努力做更好的自己"等勉励自己,盲目比较的习惯就会有所改善。

2. 尽可能地纵向比较,减少盲目的横向比较。比较分为纵向比较和横向比较。纵向比较是指个体和自己的昨天比较,找到长期的发展变化,以进步的心态鼓励自己,从而建立信心。例如:今年的自己比去年的自己有了哪些进步和成绩,同理,现在的自己比多年前的自己有了哪些好的变化等等。横向比较是指个体与周围其他人的比较。如果总是进行横向比较,就容易陷入攀比的不良心理中,给自己较大的心理压力,毕竟在这个世界上总是会有比我们更"好"的人。

3. 增强自身实力,克服盲目攀比。盲目攀比的产生往往是因为个体自身的实力与期望值达不到而心理失衡,导致自信心的缺失,从而产生抱怨、厌恶等情绪,进而任何事都要与他人争个高低以证明自己的价值、满足自己的虚荣心。我们应该通过不懈的努力提升自身实力,打造一个自信、自立、自强的自己,自然也就不会去与他人攀比了。

二、适应职场生活

(一)角色转换,适应工作环境

小张毕业后进入车站工作,刚开始充满着好奇和骄傲,可是等几天新鲜劲儿过去了,就觉得现实与理想相差太远,繁重的工作任务和严格的劳动纪律也让他感到太受约束。于是小张常常不分场合地发牢骚讲怪话,对旅客发脾气,还看领导同事不顺眼,几个月之后索性辞职了。可在求职大军中奔波了好几个月,小张也没找到理想的工作,心中无限懊悔。

到一个新环境,要端正态度,放好心态,准确认知自己,如果用学生的眼光看待企业,不能接受企业的规章制度;或者理论不能联系实际,没有耐心了解企业和被企业了解,都易使自己的心态失衡。步入铁路工作的新职人员,要快速做好由"学生"到"职工"的角色转换;转岗职工也要积极适应自己的新角色、新环境。铁路工作不同于其他企业,对于运输安全要求非常严格,没有容错机制。同事之间的关系归根结底是工作上的关系,只有把自己的本职工作做好了,才会得到同事的尊重、企业的重视,实现个人的价值。

(二)克服孤僻,主动融于集体

小强是北京交通大学交通运输专业学生,毕业后被分配到一个小站的信号员岗位实习。小站的工作枯燥乏味,千篇一律,每天就是开放信号、车机联控。工作和生活环境也十分艰苦,他感到无比的孤独,十分思念亲人,可又不敢打电话回去,怕家人嘘寒问暖,为自己担心。慢慢的,他经常独自彷徨,就像是得了自闭症,有时候甚至在小站两三个月都不外出。

铁路各项作业讲究的就是相互配合,无论是部门还是各单位之间,相互协作是非常重要的,这就要求大家必须紧密配合。但是在集体当中,总有一些人性格孤僻,不愿意与他人接触,待人冷漠,对周围的人有厌烦、鄙视或戒备的心理,长时间不加以引导,会埋下安全生产隐患。怎样克服性格上的孤僻,调适自己的内心,主动融于集体之中,学会团结协作呢?

1. 正确认识孤僻,正确认识自己。一方面要正确认识孤僻的危害,努力摆脱孤僻的困扰;另一方面,正确认识自己,多与别人交流思想、沟通感情,享受朋友间的友谊与温暖。

2. 学习交往技巧,优化性格。多看书学习交往技巧;多参加交友活动,在活动中逐步培养自己开朗的性格;敢于与别人交往,虚心听取别人的意见,同时要有与人成为朋友的愿望。这样,在每一次交往中都会有所收获,丰富知识经验,纠正认识上的偏差,获得友谊,愉悦身心。

3. 树立自信心。有些人之所以在生活中越来越孤僻,主要还是因为缺乏自信心,认为自己在与人交往时会被看不起,会做出一些让自己蒙羞的举动。因此,要想完全克服人格上的孤僻,就必须让自己充分树立起自信。可以先从简单的社交方式做起,如利用网络先从不见面的交际进行尝试,循序渐进,从一次次成功的交际中树立起自信,但也要避免在交往中有恃无恐,或者轻信他人等行为。

(三)摒弃自私,加强自我修炼

希望在工作中实现自身价值,得到社会和他人的肯定,改善自己的生活状态,这就需要不要过于计较得失,多奉献社会,服务社会,加强自我修炼,矫正自私心理。

1. 内省法,是指通过内省,用自我观察的陈述方法来研究自身的心理现象。自私常常是一种下意识的心理倾向,要克服自私心理,就要经常对自己的心态与行为进行自我审察。审察自己的思想言行,从自私造成的不良后果中查危害找问题,总结改正错误的方法。审察过后要加强学习,更新观念,强化社会价值取向。

2. 多做利他之事。想要改正自私心态,不妨多做些利他之事。例如,关心和帮助他人,为他人排忧解难。私心很重的人,可以从让座、借东西给他人这些小事情做起,多做好事,可在行为中纠正过去那些不正常的心态,帮助过他人后,他人的感激与赞许可以给自己带来满足感和乐趣,使自己的灵魂得到净化。

三、提升工作效率

在岗位上兢兢业业埋头苦干是每个铁路职工实现自己岗位价值的关键,有些职工在日常工作中不愿意去苦思冥想新的工作方法来实现工作效率的提升,主要是因为思考有时反而会增加工作负担,会让职工承受更大的压力。确实,如果在工作中花更多时间去思考更好的方法,那么无疑会使工作任务更加紧迫。可是不要忘记,用时间去思考如何提高工作效率是一件"一劳永逸"的事情,正所谓"磨刀不误砍柴工"。只要能够找到巧干的方法,那么在今后的工作中就能够节约大量的时间,从而大大减轻工作压力。相比于思考带来的压力,其减压的效果绝对是物超所值。

(一)创新思维,找到提升工作效率的方法

实际工作中,很多职工在汲取他人经验的时候比较盲目,认为大家都使用的工作方式一定是最好的方式,从而放弃了自我思考,"就地取材"地跟随旁人的经验使用相同的方法。但是要知道,人类的进步离不开创新,要想在工作中实现效率的提升,那么也必须动用自己的智慧寻求新的工作方法。我们可以先从改良现有工作方式着手,不急于完全创新,这样更容易入手。在我们改良现有工作方式的过程中,我们就会逐渐摸索到新的方法,从而让

我们最终在埋头苦干的同时实现巧干,大大提升工作效率减少工作压力。

(二)着眼细节,突破提升工作效率的瓶颈

在很多时候,职工也在工作中不断寻求提升工作效率的方法,然而尝试过很多途径后却发现一切都是徒劳,遇到了工作效率提升的瓶颈。此时我们不妨把眼光放在一些工作的细节上,很多大的突破都是着眼于细节,通过不断完善自己的工作细节从量变最终达到质变。可以通过改掉一些在工作中习以为常的小毛病,或是改进一些平时根本不在意,认为无关大局细节的工作方法,比如:改掉爱玩游戏或爱玩手机的毛病;日常加强工作分类整理,让自己的工作条理清晰有序等等。当我们不断去做,不断去完善工作中方方面面的细节时,最终就会发现自己的工作效率有了明显的提升,压力也自然变小了。

(三)提升自我,拓宽提升工作效率的空间

在日常工作中,常常会遇到这样的问题,一些职工极力想把工作做得更好,提升自己的工作效率,然而却在这一过程中碰到了难以逾越的"坎",这时常常会发现自己所拥有的岗位知识和技能并不能满足需要。其实这正是由于还不具备足够强大的岗位能力,对自己每天所做的工作还不够熟悉所导致的。放眼望去,很多在自己岗位上做得十分出众的人,都对自己岗位所需要的每一项技能和知识了如指掌,在工作中就像"条件反射"一样遇到什么问题就知道怎样解决。只有我们自己不断提升,多学习、多思考、多储备,才能够不因为自己岗位能力的限制而失去提升工作效率的空间,才能够通过"熟能生巧"来实现巧干,最大限度地提升工作效率,承受更小的工作压力,在轻松的工作状态下创造更高的价值。

四、加强时间管理

(一)克服做事拖延心理

生活中有很多人之所以失败,其中一个重要的原因就是办事经常拖延,不能迅速解决问题。有很多机会都在犹豫不决、优柔寡断、左思右想的时候失去了。因此,拖延是期待成功者亟待改掉的恶习。

做一个具备时间观念的人,不要总是把希望寄托在下一分钟。要知道,任何成功都开始于这一刻,而"下一刻的成功"只是一个永久的梦想,人生拖延不起太多的明天后天,也没有多少个下一分钟值得等待。拖延往往让我们一事无成。因此,要想成功就应该坚决果断,就应该有强大的自控力,想做的事情就一定要在第一时间付诸实施,要尽可能在最短的时间内完成。

(二)建立自我时间管理清单

假如有一项工作需要一个月时间完成,一般人就会不知不觉放慢自己的工作进度,转而将整个月时间都用在此项任务上。但如果有人告诉我们,这项工作必须一周内完成,我们将会调整工作状态和安排,在一周内尽量完成。这便是自我时间管理清单的重要性,它会让我们在特定的时间内做事情,并且了解自己在这段时间内所能达到的最佳做事效果。建立时间管理清单具体有以下办法。

1. 估算每完成一件事情大概需要的时间。根据自己的真实情况对每项日常安排所需要的具体时间进行进一步估算。一旦制定要完成的计划,就要严格要求自己,遵守自己规定的时间限制。

2. 留出一定的弹性空间。在制定计划时,要学着将未知情况也纳入自己的计划中。可以尝试用80%的时间应对明天已经确定下来的各项安排,再用剩下的20%应对突发性事件。

3. 果断地做出正确的取舍。要学会在不同任务间进行取舍，具体应按事情的轻重缓急来安排。

4. 日清单的实施效果进行具体检验。每日要看看自己完成了哪些计划，并将哪些未能完成的工作延续到明日的清单中。如此一来，便可意识到拖延的坏处，并将自己的拖延的习惯改掉。

(三)杜绝互联网毫无意义的垃圾信息

当今是信息化时代，互联网带来便利的同时，也产生很多负面作用。所有人习惯了一起床便拿出手机浏览各种信息，花费数小时在网上冲浪，大量垃圾信息充斥在我们的周围，这些毫无意义的信息，既损耗时间，又使我们本就有限的精力被浪费，使本可以做一些更重要事情的时间变少了，比如锻炼身体，陪伴家人，为目标不断奋斗等等，所以要严格要求自己，杜绝这些源源不断、涌入脑中的垃圾信息。

1. 彻底删除垃圾短信、微信。在收到垃圾信息时，不要犹豫，果断删除，这是最好的处理方法，尽量少转发毫无意义的信息。

2. 控制新闻的阅读时间。通常情况下，真正的时间管理高手只会花费 5～10 分钟的时间去了解新闻。因为他们很清楚，对于一件你没有卷入其中的事件，即使不知道也没有多大关系，如果这真是一件大事的话，最终一定会知道。我们应该利用浏览负面新闻的时间，去做一些能够改善自我生活的事情，比如去学习一项技能，或者对自己的时间管理清单进行研究，看看是否还能加以改良。如果真的是新闻爱好者，那么避免负面新闻而去了解积极的新闻，将会有利于我们的身心健康与时间管理。负面新闻会带来情绪上的不安，而积极的新闻则会让我们鼓起生活的勇气。

3. 慎重地选择读物。读书是我们获得真知、累积人生经验的重要途径，一个好的作者可以给你提供更好的主意，为我们提供所需要的建议，而它们也真的能够改变你的生活。不过，在读物的选择上，需要更加慎重。应清晰地知道，自己想要改变什么、想要学习什么,有方向性将会让读物的选择更有针对性。让朋友推荐他们喜爱的书籍,或者直接查看书籍的评论,可靠的内容与风格,可以让阅读变得更简单。

(四)合理利用零碎时间

零碎时间是指不构成连续的时间或一件事情与另外一件事情衔接时的空余时间。这样的时间往往被人们轻易忽略掉,零碎时间虽然短暂,但是长期积累这样的时间,总量也是相当可观的。

1. 善于利用等候的时间。如果去坐车,通常会有很长的时间等车,这个时候可以带上一本书或者杂志,利用这段时间读几页,也可利用这段时间思考一些事情。

2. 学会与时间比赛,尽量让自己在有限的时间内完成计划的每件事情,这个方法是与自己竞争,然后拼尽全力去超越自己平时的表现。

3. 利用好工作中的零碎时间。善用时间的人,会懂得利用工作中的零碎时间。例如有 3 分钟的空余时间,可以打一通电话、看一遍销售数据、整理一下工作笔记或写一封感谢函。如果有 10 分钟的空余时间,可以整理一下办公桌、收发当天的电子邮件或是整理名片。如果有半个小时的空余时间,则可以看看报纸杂志、制作电子文件,或是去书店翻阅新书。

(五)睡眠唤醒最大的能量

睡眠占用了每天三分之一的时间,其质量好坏直接影响另外三分之二时间内的工作和学习。铁路的大部分一线职工常年在外上班,很多是昼夜颠倒,同时又面临着时间长、任务重,技术要求高,条件艰苦等各维度催生的压力,面对这样的现状,保证睡眠时间、获得最佳的睡眠质量,是让职工在铁路日常工作中获得充足能量的基本前提。

1. 定点吃饭。睡眠有固定的生物钟,而关键就在于吃饭时间是否规律。若你平日里吃饭非常规律,那么,你的睡眠生物钟也将非常规律与准时。若你不吃早饭,或者晚饭吃得很晚,那么,你的生物钟就会出现问题。

2. 关掉房间里的灯。开灯睡眠不仅会使机体分泌的褪黑激素减少,同时更会使潜意识无法进入睡眠状态,使睡眠中惊醒、多梦的情况频繁出现。在睡觉时,最好将房间内的灯都关掉,以提升睡眠速度与睡眠质量。

3. 睡前 6 小时内,避免饮用刺激性饮料。刺激性饮料包括可乐、咖啡、茶水,在此类饮料中,多含有咖啡因,它会在一定程度上刺激人的神经兴奋度。有些人对咖啡因极为敏感,在喝完后,精神会高度兴奋并持续相当长的时间,量多一些,还有可能造成晚间失眠。

4. 白天打盹不可超过半小时。白天的打盹虽然可以使你迅速地恢复体力与精力,但是睡眠过多,却会使夜晚的睡眠变得困难,因此白天打盹不要超过 30 分钟。

5. 做好熬夜补救。有效的补救是熬夜后必须要做的功课,若连续几天熬夜,那么以下行为是恢复身体健康的重要措施。

(1)多吃富含维生素、蛋白质的食物,熬夜后让自己适当补充一些热量,如:鳗鱼、胡萝卜、韭菜等,以及瘦肉、鱼肉、猪肝等维生素 B 含量高的食品。多吃蔬菜、水果以及富含蛋白质的食物。多吃干果类食物,对恢复体能,促进健康有特殊的功效。

(2)补充体力,熬夜占据了正常的睡眠时间,要见缝插针地补充睡眠,有条件的在上下班路上闭目养神或中午吃饭后小睡一会儿,起到恢复体力的作用。

(3)加强锻炼,除了在饮食上要留意外,经常熬夜的人还要加强身体锻炼,慢跑、散步等不激烈的运动,有助恢复身体机能,帮助睡眠。

五、提升业务能力

(一)加强业务学习

铁路各工种都有严格的岗位职责和规章制度,要结合岗位实际不断学习,提升自己的岗位技能,才能让自己在工作中游刃有余,不被压力所困扰。

1. 练就过硬本领。无论从事的是何种工种、何种岗位,都有义务在自己的岗位上体现出最大的价值,技术人员要追求技术创新,生产人员要追求品质优良,销售人员要追求订单,管理人员要追求效率。做好自己的本职工作,不是墨守成规不思进取,而应该积极学习新知识,练就过硬本领,主动应对企业的快速发展。没有过硬的工作技能,就难以胜任更高更好的岗位,机会总是留给有准备的人。要努力学习书本上的基本业务知识,还要向身边有经验的老同事学习。

小赵大学毕业后来到铁路工作,由于工作环境偏僻,业务不熟悉,又怕出安全问题,胆小不敢承担工作任务。可他转念一想:"不能当逃兵,不能被人生路上一点点的挫折打败",于是,他开始不断提醒自己,"三百六十行,行行出状元,要练就一身过硬的本领,把业务学精"。他把注意力完全转移到了工作上,上班跟着师傅学,下班自己看书学,坚持把每天的工作做好,把艰苦的环境、枯燥的工作当成动力,努力学习业务,通过坚持和不懈的努力,他一步一步地走,全路青年岗位技术能手,路局优秀青年,中间站值班员,值班室监控分析员……回首刚工作几年时间里自己的变化,他感到很欣慰,也更有信心了。

2. 强化岗位能力。当前铁路市场运作脚步加快,许多问题随之而来,社会的高度关注,企业的生存需要,都使我们安全生产压力不断增大。在这样的时间节点,要求我们在向书本学知识的同时,要积累现场的工作经验,加大学技练功力度,养成在工作中学习,在学习中工作的好习惯,这样才能做到与时俱进,从容面对技术换代、科技更迭。只有这样,才能不断提高自己的工作技能,为企业和个人赢得好的发展空间,最大限度减少工作压力。

小郭是铁路系统一名劳务派遣工,虽然与正式合同工一同工作,但总感觉自己收入待遇等各方面不如别人,担心家人及女朋友看不起,心理产生失衡,多次想要辞掉工作,但是又没有适合自己的其他工作,感觉非常苦恼。后来经过了解,劳务派遣工只要技术练功能够获得局级以上好成绩便可以有择优录用的机会。小郭鼓起勇气,努力学习业务知识,反复学技练功,把自己空余的时间全部用于提升个人业务技能,终于在一次局级练功比赛中获得名次,最终实现了转正的梦想,压在心头的那块巨石也随之消失了。

(二)确立工作目标

哈佛大学有一个非常著名的关于目标对人生影响的跟踪调查,调查对象是一群智力、学历、环境等条件都差不多的年轻人,调查结果如下:

3%的人有清晰且长期的目标,25年来,他们从未改变过目标,总是朝着同一个方向不懈地努力,25年后他们几乎都成了社会各界的顶尖成功人士,他们中不乏创业者、行业领袖、社会精英。

10%的人有清晰的短期目标,这些人大都生活在社会的中上层。他们的共同特点是:不断完成预定的短期目标,生活状态步步上升,25年后,他们成了各行各业不可或缺的专业人士,如医生、律师、工程师、高级主管等。

60%的人目标模糊,他们能安稳地生活与工作,但都没有什么特别的成绩。

27%的人,25年来都没有目标,他们几乎都生活在社会的最底层,并且常常都在抱怨他人、抱怨社会、抱怨世界。

根据以上调查结果,调查者得出结论:目标对人具有巨大的导向作用。目标就是方向、就是灯塔,就像参加一项比赛,一定要知道终点在哪里,才能朝着这个方向前进,因此,要为自己确立明确的工作目标,才能加强自身意志力和抗压能力。

个人职业目标按时间可以分为短期目标、中期目标、长期目标。

1. 短期目标。通常是指时间在一至两年内的目标,是中期目标和长期目标的具体化、现实化和可操作化,是最清楚的目标。其主要特征主要有:

(1)目标具备可操作性;

(2)明确规定具体的完成时间;

(3)对现实目标有把握;

(4)服从于中期目标;

(5)目标可能是自己选择的,也可能是工作部门或上级安排的、被动接受的;

(6)目标需要适应环境;

(7)目标要切合实际。

2. 中期目标。一般为三到五年,它相对长期目标要具体一些,如参加一些旨在提高技术水平的培训并获得等级证书等。其特征主要有:

(1)通常与长期目标保持一致;

(2)是结合自己的意愿和工作部门的环境及要求来制定的目标;

(3)用明确的语言来定量说明;

(4)对目标实现的可能性做出评估;

(5)有比较明确的时间,且可做适当的调整;

(6)基本符合自己的价值观,充满信心,愿意公布于众。

3. 长期目标。时间为五年以上的目标,它通常比较粗、不具体,可能随着内外部形势的变化而变化,在设计时以画轮廓为主。它的主要特征有:

(1)目标有可能实现,具有挑战性;

(2)对现实充满渴望；

(3)非常符合自己的价值观,为自己的选择感到自豪；

(4)目标是认真选择的,和社会发展需求相结合；

(5)没有明确规定实现时间,在一定范围内实现即可。

(三)制订工作计划

做好工作计划能够让我们在工作中更加有条不紊,以最为合适的进度去完成工作,避免了很多不必要的压力。计划是每个人一生中都不可缺少的重要工具。我们的生活需要计划才能有条不紊,我们的工作也需要计划才能有序进行。有了计划,我们就拥有了走在压力前面的能力,它让我们不管面对什么样的工作和突发情况都能轻松应对。

1. 工作计划应当宽严有度,最大化利用工作时间。在制订工作计划时,很多职工都是秉承着先严后宽的原则。按理说这样做对于我们更好完成工作是有一定帮助的,然而却可能给我们带来不必要的压力。其实最科学的做法是将工作平均安排在整个工作时间当中。这样只要我们严格按照计划去做,不但能够在预期的时间内完成工作,也不至于让自己在一开始顶着太大的工作压力,从而影响工作完成的效果。最大化地利用全部工作时间是能够让我们的工作压力保持在较低水平的科学方法。

2. 将有因果关系的工作安排好顺序,避免重复工作。制订工作计划的一大作用就是能够让我们按照最科学合理的顺序去完成工作,因此我们就必须找到每项工作之间的因果关系。只有找到了因果关系,我们才能够将工作摆放在计划中的正确位置上,让先做的工作能够给后来的工作起到推进作用,从而减少我们的工作量。如果我们将有因果关系的工作顺序颠倒,往往就需要来回重复地做许多相同的事情,无疑给自己增加了不必要的压力。

3. 工作计划要有应变能力,制订工作计划要像"搭积木",而非"砌墙"。其实仔细回想一下自己的工作都不难发现,我们很多时候之所以工作压力巨大,恰恰是因为工作中出现了一些突发情况让我们不得不去更改原有的计划,从而造成了时间的浪费。因此,科学的工作计划应当具备一定的应变能力,当一些突发情况发生时,计划可以跟得上实际情况的变化。因此,在制订工作计划时我们应该像搭积木一样,让计划中的每一个步骤存在变化的可能,一旦出现突发情况,我们可以随时"挪动"计划中的一些部分,让它为现实情况服务;如果我们像砌墙一样将计划订"死",当突发情况发生时,我们就只能将这面"墙"整个推倒了重来,无疑会给我们带来很大压力。

(四)工作中抓重点

我们每天要处理大大小小的工作任务,如果在工作中不分主次,只是按部就班地一项一项完成,那么很有可能到最后会发现还有一些很重要或急切的问题没有解决,从而不得不加班加点,给自己造成了很多不必要的压力。我们应掌握科学的方法。

1. 优先做那些最迫切需要解决的事件。在日常工作中,总会遇到一些特别迫切需要解决的问题,而这些问题我们应当首先去完成它。一般来说,这样的工作对于时间都有着较少的要求,如果我们把它放在后面去做,很可能会因为紧迫的时间而造成很大的心理压力。若我们能够将这些工作优先完成,就能大大缓解我们的紧张心情,做事情自然也就更有条理更轻松自如。

2. 优先做与其他工作关联最大的事情。我们每天的工作有很多都是相互关联的,一件工作的结果可能会影响到另一项工作,或者一项工作的准备过程会对其他工作也有一定帮助。我们在工作中就是要找到这样能够对其他工作起到串联和推动作用的事情,优先去解决这样的事情。这样我们就会发现当做完一件事情时,其实很多其他相关联的事情也就水到渠成地完成了。如果我们将这些事情推迟到最后去做,很可能会反反复复进行许多无用功,浪费了时间降低了效率,压力自然也就更大。

3. 在工作中要学会取舍,必要的时候放弃难以做到的工作。每个人每天的时间和精力都是有限的,也就是说不论再怎么提升效率,也不可能完成那些远远超出我们能力范围的事情。因此,我们必须在工作中学会取舍,当有一些重要的工作必须要完成而时间又不允许我们去拖延,那么不如集中精力把一件重要的工作做好,放弃或者延期完成在工作中不是很重要的事情。如果我们不会取舍就会出现这样的问题——自己做了很多事情,可是领导并不领情。生活中,我们会遇到这样的问题——家务活越干越多,导致屋子里越来越乱。归根结底,都是因为一个原因——没有学会抓住重点,工作时要率先完成最重要的事情。在职场中,只有能抓住重点的职工才是真正的好职工。

第三节　有效化解角色冲突

一、角色冲突

人们常常把人生比喻为一个大舞台,而每个人从出生开始,就是这舞台的一分子,扮演着不同的角色。与舞台上的演员不同,演员只需要演好一个角色,而我们需要同时作为社会人、职业人、家庭人,在同一时段被赋予不同角色,每个角色又有不同的行为模式和角色期待。大多数人需要每天在几个相互排斥、相互冲突的角色之间奔波,对于这些角色要如何适应、如何选择,成为人人都要面对的人生难题,这道人生难题,关乎我们的价值取向、职业发展以及家庭幸福。如何解决职业生涯中的角色冲突,成为我们共同关注的话题。

(一)角色冲突的概念

角色冲突广义上就是指个体在角色扮演过程中其角色内部、角色之间所发生的矛盾和冲突。要理解角色冲突,首先要理解什么是角色。

角色是指个人在社会关系中处于特定的社会地位，并符合社会期待的一套行为模式。角色包含了角色扮演者、社会关系体系、社会地位、社会期望和行为模式五种要素。这就使得不同岗位的角色要求千差万别。领导干部就要做出符合领导角色的行动，具备管理下级的能力，拥有良好的道德品行，基层职工就要做出符合职工角色的行为，具备相应的专业技能，遵章守纪不触碰安全底线和生命红线。这是角色所赋予的义务。

同时我们还有其他社会关系，每个人都要扮演多重角色。一个青年，在单位，他是职工、共青团员、工会会员、先进工作者；在家里，他是儿子、丈夫、哥哥、父亲；在社会，他是朋友、消费者、社团骨干。这些角色集于一身，要履行各个角色所赋予的责任义务，就有可能出现言语行为相互冲突，甚至相互矛盾的情况。

（二）几种常见的角色冲突

通常，角色冲突包括以下三种形式。

1. 角色冲突

角色冲突是指个体身兼几个角色所发生的冲突。

一位刚刚做了父亲的青年职工小王，妻子生产完毕，需要休养，孩子很小需要照顾。小王想尽可能多地陪伴在家人身边，与此同时，他的工作地点在远离城市的偏远工区，由于通勤时间过长，每半个月才能回家一次。一次孩子生病，他只能通过视频电话了解情况，看着妻子憔悴的面孔和孩子难受的表情他陷入焦虑和自责，一边是工作，一边是家庭，都想做好，却又难以实现。

像小王一样，许多铁路职工常年不能与家人团聚吃一顿年夜饭、睡一晚舒适觉；不能和妻子或丈夫共同养育孩子、赡养父母，他们为了做好铁路职工这一角色，却无法做好一个父亲/母亲、儿子/女儿、丈夫/妻子的角色。工作是生活的一部分，是家庭生活的经济来源。不工作，生活没有保障，更谈不上过上好生活。然而，家庭也是生活的一部分,幸福的家庭是优质生活的一项重要指标,没有幸福美满的家庭,生活是空虚的、没有依靠的,如同不能进站的列车始终处于奔波状态。因此,工作和家庭都是生活的重要组成部分,工作是幸福家庭的保障,幸福的家庭又能促进工作顺利、有效地进行。

一个人的时间精力是有限的,扮演的角色在时间精力上会此消彼长,用于工作的时间和精力多了,用于家庭的时间和精力必然减少,反之亦然。这种冲突会加重职工的心理压力,使他们产生负面情绪。当事业发展较好时,负面情绪会稍有缓解,当事业发展遇到坎坷瓶颈时,他们就会因此怀疑自己的能力,进而可能否定自己,抱怨自己没有施展才华的机会,甚至更多看到事物的阴暗面,这种自信心不足会消耗他们的能量,减弱他们追求自我价值的动力。

2. 角色模糊

角色模糊是指工作任务或工作目标不明确,职责权限或业绩标准没有明确规定,导致不知道自己要扮演什么角色、完成什么任务,无法形成正确的预期。根据引发原因不同,包括外在要求不明确导致的角色模糊和内在理解不明确导致的角色模糊两种情况。

比如,根据班组长安排,小王在加班加点完成一项紧急检修任务,同时车间管理人员却要他停止这项任务去做另外一项本应由其他人完成的工作。对小王来说就是工作任务不明确,究竟要先做哪项任务,小王也很迷茫和矛盾,内心十分焦虑,一方面担心无法完成自己的本职工作,另一方面又不敢拒绝领导的要求。

再比如,老李总是希望集团公司能提高工资、奖金,改善工区生活条件,同时又抱怨任务量太多,作业标准太高。这其实就是对铁路职工这样一个角色抱以互相矛盾的期望,一家企业如果不严格作业标准、规范工作任务,是无法获得利润的,提高职工工资待遇就更无从谈起,老李这样期望显然是对自己身为铁路企业职工这一角色认识不清,他的角色期望也无法实现,久而久之,就会造成老李内心的烦躁和焦虑。

日常工作中,经常有职工因为角色模糊导致紧张和焦虑,不仅影响工作也影响个人身心健康。

3. 角色超载

角色超载就是职工在一个角色中承载的社会期望和要求过多过高。角色超载包括工作目标高不可攀、工作量太大、工作事务过于繁忙、工作任务不够具体量化等。

角色冲突、角色模糊和角色超载这些问题日积月累,不加以正确引导和积极应对,就会成为职工心理健康水平下降的原因,引发各种心理问题。

二、职工角色冲突产生的原因

角色冲突、角色模糊和角色超载是铁路职工在工作中常见的几种关于角色定位的问题。这些问题的产生有单位制度安排方面的原因,也有自身做法、想法不当的原因。外界的影响无法在一朝一夕改变,也不受个人主观意愿的控制,调整职业冲突造成的身心问题,最好的办法就是从自身角度出发找到原因,对症下药,加以调整。

从个体层面分析产生角色冲突的原因主要有以下几个方面:

(1)难以找到工作与家庭的平衡点。

对铁路人来说,工作与家庭之间的角色冲突是十分常见的,围绕这一问题往往产生很多矛盾。尤其是刚刚转换岗位或刚刚组建家庭的职工,身份一下子发生了转变,家庭中原本的职能分工被打乱,不适应新的工作节奏,出现新的问题。解决这些问题需要准确的判断力,找到问题症结所在,也需要家庭成员的支持,达成工作与家庭的平衡。

如果没有找到平衡点,不知道自己到底什么时候该以家庭为重,什么时候专心投入到事业中,就会感受到来自家庭与工作的双重角色的压力,进而造成巨大的心理负担,产生角色冲突。

（2）家庭成员不理解我们的工作。

每个工作岗位都有其特殊性和独特的工作要求，家庭中的其他成员由于没有亲身经历过职工工作岗位上的事情，往往会对铁路职工的工作存在认识上的不足或是不理解。再加之很多职工不善于与家人沟通，分享工作内容，这种不理解很可能就会引起家庭成员间的矛盾。家庭成员由于不理解而对职工产生误解，职工也因为不能得到理解与支持而产生埋怨与委屈，最终导致家庭气氛紧张，从而给职工带来不小的心理压力，产生角色冲突。

（3）自身定位不清晰，工作目标不明确。

自身定位不清晰，工作目标不明确是角色过载和角色模糊的一个重要原因。很多铁路职工从上班的那一天起，就对自己工作岗位的定位、职责了解不清，也没有仔细考虑过自己工作的目标是什么，更不清楚自己通过工作想要获得什么。在做工作时不知道工作的核心目标，毫无头绪地做事，造成工作不分主次，没有重点，一味蛮干，到头来只会忙得晕头转向，出现烦躁情绪。

（4）匆忙行动，缺乏筹划。

匆忙行动，缺乏筹划是角色过载和角色模糊的另一个重要原因。很多职工在做日常事务性工作的时候往往来一项做一项，或者几项任务同时进行，对这些工作缺少事先的规划，如先做哪项后做哪项，什么时间做，多长时间完成，效果会怎么样等等。这就导致这些职工经常在工作中手忙脚乱、丢三落四，重要的工作也没有足够的时间完成，只能是疲于应付，凑数完成。同时工作结果缺少正向反馈，付出往往得不到回报，自信心受到打击，自我评价降低，工作中出现倦怠、抑郁的现象。

（5）工作中不懂拒绝。

适当的拒绝在工作中是必要的，很多职工因为工作中不懂拒绝而产生角色模糊和角色过载。日常工作中的"老好人"往往不会拒绝或者很少拒绝别人，有求必应。尽管那些工作不是自己负责的，也会加班加点帮助别人完成。有时候对负责的工作并不擅长，也不敢向领导讲明,难以得到上级的帮助,只能自己硬着头皮做完,最后因为工作质量不高反而受到批评。这样的职工可能怕得罪领导或是习惯性地不愿意拒绝别人,但他们的反馈方式,会使别人认为他们还有余力去接手新工作或者胜任某项工作,进而安排更多的工作。工作任务过多过难,就会产生负面情绪,不能专注于工作内容,导致工作质量不高,出现烦躁、焦虑的情绪。

三、应对职场角色冲突

人是具有社会属性的动物,只要还在社会上生活,就需要扮演各种不同角色,只有在各种角色之间找到平衡,学会扮演好各种角色,才能减少焦虑、自责等负面情绪,提升心理健康水平,体会各种角色带来的幸福和快乐。

(一)学会取舍珍惜当下

每个人都想把自己扮演的角色做到完美,竭尽所能完成各种角色赋予的职责,但是人的精力是有限的,不可能将所有的角色都做到完美,当面临角色冲突时,必须慎重选择,进行取舍,成功快乐的人生秘诀在于各方面的平衡,偏重某一方面,其他方面就会出现困扰。追求完美是一种生活态度,但也是一种十分危险的幻想。有时,它不仅无法为我们提供动力,反而会消耗我们的精力。"水至清则无鱼,人至察则无徒。"所以,有时完美并不是最美的,就像断臂维纳斯,有缺陷也是一种美。面对我们所扮演的每个角色,降低标准,允许自己有缺憾,缺憾其实不也是一种完美吗?

同时对每个角色要做到什么程度,与我们的个性、价值观等因素息息相关,就铁路行业的特殊性而言,很多职工都选择舍小家顾大家,为铁路的建设贡献出自己的一份力量。无论我们怎么选择,一旦确定了,就要在心理上做好接受这种选择带来的后果的准备,并且要在这条路上坚定走下去。只要我们用心去接纳现状,抱着欣赏的心态去欣赏沿途的风景,就能保持快乐的心情、乐观的心态。所以做好角色转换,解决角色冲突最重要的一点是学会取舍,专注当下,享受当下。工作时认真负责,体会投入工作本身带来的成就感,生活中珍惜每一分钟跟家人相处的时光,感受家庭的温暖和来自家人的关爱。

(二)做好工作和家庭的平衡

工作是人生重要的一部分,但并不是人生的全部。我们不仅需要工作,还需要健康、友情、爱情、亲情等等。家庭的缺失或家庭生活不幸福会削弱我们的工作热情和职业发展激情,生活的挫折比工作的挫折对职业发展更有破坏力。所以不要忽视对生活、对爱情、对家庭的建设,可以从以下几点来平衡好工作和家庭的关系。

1. 观念上要重视家庭

铁路职工,一年到头,风里来、雨里去,常常疏于对家庭的照顾,常常与家人聚少离多,很多人会因此产生愧疚感。所以平时就更要珍惜和重视家庭,在完成工作后,以回归家庭生活为首要任务,减少不必要的应酬饭局,将时间留给家人。

让家人感觉到你给家里带来的温馨和快乐。在与家人的互动关系中感受到彼此的关爱、尊重、连接感、自主感及胜任感,形成更紧密的家庭互动关系,让家庭成员体验到温暖,给家庭增加幸福感,也减少自身的愧疚感。

2. 多与家人沟通交流

家庭成员之间的沟通交流,应该是坦诚公开、尊重平等的,多与家人沟通交流可以避免产生不必要的误会,增进了解,减少角色冲突发生的可能性。遇到工作和生活中的难处,可以与家人共同协商寻求解决办法;遇到高兴、快乐的事可以及时与家人共同分享;工作间隙可以给家人打个电话或者发个信息,调剂一下工作中紧张的心情。家是我们放松心情的港湾,家人可以和我们分享,也可以和我们分担,彼此互相理解、互相尊重。

3. 追求高质量的家庭时间

很多铁路职工的工作是倒班制,与家庭成员的作息不一致,在一起的时间有限。这时就更要远离电视与手机,珍惜每一段与家人共度的时光。在家休息时可以主动承担家务,多陪伴长辈和孩子,了解他们有什么需要是我们能帮助完成的,有什么心愿是可以一起实现的,珍惜与家人在一起的每分每秒,尽可能地共同创造美好时刻,减少因为工作无法照顾家庭而产生的遗憾。

(三)提升工作效率

面对角色冲突,我们除了做好取舍,找到平衡,也需要不断提升自身的工作能力和工作效率,尽量降低工作中的负面情绪。

1. 分清主次,抓住关键

古人言:"擒贼先擒王。"工作中,把主要的任务攻克后,其他的就都会迎刃而解。如果对于自身职责范围内的事情不分主次,照单全收,盲目推进,必然会浪费很多宝贵时间。围绕我们的中心目标和中心任务,分清主次、抓住关键,做好重点,就自然能提高效率,看到成果,减小工作压力。

在我们的日常工作中可以准备一个小本子,坚持每天晚上写下第二天必做的 5 件事。区分优先级别,在自己精力最好、最充足的时候做最难、最有压力的事情,以此类推。

对于一些非必要的新闻资讯,可以在工作休息的间隙或者下班后抽出一小块时间来浏览。工作中,首先要将精力集中在对我们有用的信息上。现在是信息网络时代,每时每刻都会有海量的新咨询,想要追赶它们几乎是不可能的,如果总想要了解所有事情的变化发展,知道每一个娱乐新闻的实时动态,我们的生活也会因此充满压力。

2. 学会拒绝,不做"老好人"

工作中,首先要做的事情是把自己的本职工作做好,在完成自己本职工作的前提下,本部门同事需要帮助时,可以鼎力相助;如果本职工作已经安排得非常紧凑,那就要勇敢地讲出不能帮忙的理由,明确告诉对方现在确实很忙,可以具体说说正在做的事情和截止时限,并表示如果很需要帮忙,可以在完成自己的事情后再帮助他们;如果是其他部门要求的工作,需要跟自己的领导做好充分的沟通,得到允许后再去做。

当然,工作的环境并非真空,很多时候都会有突发的紧急事件,或是上级临时安排让我们去完成的事情。这时候如果我们手上确实有很多紧急事情需要处理,就需向上级领导汇报目前的工作状态,请求重新分配时间和任务,不要自己一个人默默承受工作的压力。不用担心上级会对我们提出异议产生不悦,甚至对我们本人有不良印象,事实上良好的态度,不仅能得到上级的体谅,也会为我们赢得时间,而如果因为不敢拒绝而没有做好工作,不仅会耽误事件进展,还很可能会影响自己在上级心目中的评价。

3. 提前计划,思路清晰

我们在做一项工作时,应该首先在心里揣摩这项工作的切入点,以及会遭遇什么样的困难和应采取的措施,做好工作的前期准备,与相关人员做好沟通,向上级领导争取支持,事情的成功概率就会大很多。也会减少因工作进行不顺利而产生的失去信心、焦虑不安的状况。

4. 保持环境整洁,减少外部干扰

先环顾一下我们的办公环境,工作中是否总会受到来自环境的干扰?当我们置身于人群中,难免会聊天说笑,耽误工作进度,或者办公桌上的东西杂乱无章,找一份文件都要费很多工夫。所以尽量使办公环境干净整洁,减少不必要的物品摆放,有利于集中精力在工作上,不会浪费不必要的时间,将宝贵的时间留给更重要的事情。

第四节　正确面对职业挫折

从我们呱呱坠地、蹒跚学步，到进入青春期叛逆张扬，再到成家立业身负重担，最后耄耋之年垂垂老矣，每一个阶段都有特定的责任也会面对不同的挫折。人的一生不可能总是一帆风顺，面对那些逆境，特别是职业生涯中的困境与挫折，更需要我们有面对困难的勇气与智慧。

铁路职工因行业与职业的特点，在岗位职责、个人能力发挥、职业生涯发展、人际关系互动、组织结构氛围、安全事故预防等方面时常会遇到挫折与挑战。很多时候这些挫折与挑战是每个职业人都要面对的不可避免的问题，也是职业生涯发展中必须要解决好的问题。既然无法逃避困难，那就抱着成长的心态，选择勇敢面对。"宝剑锋从磨砺出，梅花香自苦寒来"，困难磨砺让我们更加快速地成长。

一、什么是职业挫折

职业挫折是指人们在从事职业活动及个人职业生涯发展过程中，个人的需求不能满足、行动受到阻碍、目标未能达到的失落性情绪状态。

小张是一名普通的车间线路工，他平时工作认真努力，技术也过硬，班组长因此推荐他参加本年度的技术练功，得知这件事情之后，小张认为能代表班组参加技术比武十分荣幸，进行了很多准备，认真对待每一次实际作业，利用业余时间背诵题目，也通过了车间、站段的层层选拔，进入了全局比赛，可是偏偏在全局比赛中，没有发挥出应有的水平，错失了参加全路练功比武的机会。比武失利，小张接连几天食欲不振、无心工作，每天都在头脑中回想比赛那天的情境，以及这两个月辛苦背题的场景，心中十分懊恼，想不通为什么全都背会的题目，偏偏在考场想不起来，也为自己这两个月付出却没有得到相应的回报感到遗憾。

小张的问题就是典型职场挫折的一种,明明做了万全的准备,付出了很多精力和心血却没有得到相应的回报。面对职业生涯中的挫折,人们往往在心理上会产生紧张、焦虑、苦闷和压抑等消极情绪反应,个性上受到抑制,行为上产生退缩。

二、职业挫折的来源

(一)职业挫折的来源

由于每个人的工作职责和个性特征都有着很大的差异,所以职业挫折产生的原因也比较复杂,具体来说有以下几个方面。

1. 个人心理素质

由于性格特点和成长经历各不相同,所以每个人承受挫折的心理能力不同,同样的一件事情,对于不同的两个人可能产生完全不一样的情绪反应和心理活动。

小张和小王共同进行一项工作,工作完成后,领导找来两人,对他们的工作给予了肯定,同时也提出了不足之处,希望下次做类似的工作可以补强不足完成得更好。小张对此并没有太过在意,照常进行日常工作。小王却在工作时失去了往日的激情,整天茶饭不思,担心会因为这件事给领导留下不好的印象,否定他的工作能力。

这就是由于二人性格脾气不同,对这件事情产生了不同的判断,进而又影响了两人接下来的工作。

2. 岗位职责分工

在我们的实际工作中,有一些地区的工作环境十分恶劣,工作任务危险性大,有些职工的工作量比较大、日常工作还常常需要加班加点,还有些职工在岗位上出现适应期困难与障碍。这些与工作岗位相关的因素也可能会造成职业挫折。在铁路这样一个多工种的行业,每一个工种都有不同的工作任务,形成特定的工作中的困扰。

3. 个人工作能力发挥

工作中往往有很多因素限制我们个人能力的发挥，有时候会遇到"技术上会干，能力上能干，但不一定就能干得好"这样的问题。比如会出现职责不明、工作不清、工作分配不合理的问题；个人能力受限，甚至代人受过的问题；无人赏识、无归属感、薪酬低、晋升慢，无价值成就感的问题。总结起来这些都属于个人工作能力无法充分发挥导致的工作挫折。

4. 职业生涯发展

职业生涯发展是每位职场人都特别在意的，在工作中，频繁调动，发展遇到瓶颈，晋升过慢，这些职业生涯发展中的问题都会成为职业挫折的来源。

小李最近参加了一次同学聚会，回来后就常常陷入沉思，回家后也无精打采，垂头丧气，家里人询问过后才知道，原来小李班上好几位名不见经传的同学，如今要么升上了高位，要么自己创业当上了小老板，都发展得很不错，跟他们一比较，小李觉得自己只是一名普通职工，事业很失败，没有取得什么了不起的成就。

这是小李在自身职业生涯发展中对自己的发展不满意，产生的职业挫折，尤其在比较之下，面对自己职业发展停滞不前，在自己、家人、同事的期待中感受到巨大的压力，十分苦闷。

5. 人际关系

同事之间、上下级之间沟通出现障碍，或者是人际关系不和谐，不仅会对工作本身造成困难，也会对本人的情绪造成负面的影响，经常会产生孤独感和无助感。

小敏是个让父母骄傲的独生女，从外貌到学习都很不错，性格直爽，开朗活泼。可是工作后，她多次与同事发生争吵，与上级也发生过几次冲突。小敏觉得自己在人际关系的处理上简直就没有对的地方，每次想到这里就十分焦躁，也越来越不愿意去车间工作。

人际关系对一个人的身心健康有重要的影响,出现人际交往问题后常常会直接影响我们的心理健康甚至是身体健康。可以看出,人际沟通不良已经对小敏产生了负面影响。

6. 组织结构和氛围

铁路的大联动机性质及半军事化管理模式,需要职工严格遵守各项规章制度,确保安全红线底线。新入职的职工往往需要一段时间来适应这种管理方式,如果适应不良就会出现个性压抑,情绪低落等现象,影响心理健康。

小张是一名 90 后职工,参加工作刚刚半年,最近他总是想找学校同期毕业参加工作的同学聊一聊,从工作制度严格,到工作内容重复单一,围绕的主题都是铁路工作过于死板,不能发挥他的个人才能,很多入职之前对工作的设想也不能实现,有跳槽的打算。

对于小张来说他还没有适应铁路工作的节奏,也没找到在工作中合适的定位,只看到眼前的问题,导致他在工作时郁郁寡欢,觉得没法实现理想抱负,这是由组织结构和氛围的特殊性带来的职业挫折。

7. 安全事故

铁路行业有很多高危工种,从事这些工种的工作安全事故隐患多,责任重大。有些职工不能适应这样的工作性质,以致精神高度紧张,恐惧害怕。

(二)职业挫折对身心健康的影响

职业挫折可以激发潜能,提升能力,同时在应对这些问题的过程中往往还会创造新的机会,使我们对工作有新的感悟,重新焕发工作热情。每个行业的从业者都要面对各自的职业挫折,而职业困境和挫折造成的短期心理压力也一定会客观存在。但如果面对的是长期、失控的压力源,就会对身心健康造成损害,具体来说有以下几点影响。

1. 出现身体不适的症状

职业挫折可能造成身体上出现不适，如：记忆减退、免疫功能下降、心跳加快、胃肠功能退化、经常头晕眼花、睡眠出现障碍等。

2. 产生各种负面情绪

职业挫折可能造成心理上出现各种负面情绪，如：自卑、沮丧、抑郁、冷漠；适应力变差，不想合作、不愿沟通；思维消极、自我设限；心理能量减弱，甚至衰竭。

3. 行为过激或退缩

职业挫折可能造成行为上的偏差，如：因不满或愤怒，使自身的行为出现向外攻击他人、向内自责，或产生习惯性受挫心理。

三、应对职业挫折

在工作中时常会遇到一些小的问题，有些时候也会发生比较大的挫折。无论是小问题还是大挫折，如果不予理会，任其自由发展，日积月累就会对我们的身心造成不良影响。对此要用一些恰当的方法进行自我调适，避免引发更多的负面情绪，给工作、生活带来更多的负面效应。

（一）合理宣泄负面情绪

月有阴晴圆缺，人有喜怒哀乐。情绪活动是人类生活的一部分，人只要活着就会有情绪产生，在获得成功时喜悦，在遭遇失败时沮丧，在受到侵害时愤怒，在看到不幸时悲伤。情绪是我们对外界刺激最直接的反应，也是每个人表达心中所感的最主要方式。

不良情绪状态的持续存在会使人惶惶不可终日，使由情绪引起的生理变化久久不能复原，还会降低人体抵抗力和免疫力，对人的身心健康造成损害。为此，我们常常希望更多地体验好的情绪，减少负面情绪，不愉快的消极情绪虽然可用理智暂时加以约束和压抑，却不能彻底排除，使其消失。这种负面心理能量的积聚如果超过一定的程度，就会破坏心理平衡，引起心理疾病。只有通过适

当的途径合理宣泄,把不愉快的情绪释放出来,才能消除压抑感。具体来讲,宣泄情绪的途径主要有以下几种:

在面对工作中的挫折时,可以向知心朋友或信任的老师、家长倾诉心声;也可以用写信的方式来倾吐心中的不快,写过后并不一定要寄出,可以把它撕掉或收藏,此外写日记也是简便易行的方式。在工作岗位感觉受到委屈,或者十分难过的时候,不论男女都不必强忍眼泪,找到没人的角落尽情痛哭一场,释放之后会轻松平静。也可以进行较大运动量的体育活动、体力活动、激烈的快节奏的喊叫等,这也有助于释放紧张的情绪,消除烦闷和抑郁。

(二)坦然面对得失

在我们的一生中,几乎每一天都会经历得失,可以说人生之路就是在得失中前行,周而复始,永不停歇。然而其中更多的是失去,无论在生活上还是事业上都是如此,正所谓人生不如意十有八九。

也许每当我们面对失去时会感叹命运不济,流露出的是失落、彷徨、伤感。然而如果这样想,那么我们的人生一定是痛苦的,我们承受的压力也一定是巨大的。其实这种得与失之间的情绪变化都是由我们对于得失的认知所导致的。如果能够坦然面对工作中的得与失,那么我们就会发现自己能够心如止水,这对于缓解职业挫折实现幸福人生有着重要意义。

在古代有一个著名的神箭手,皇帝听说了这位神射手本领高强,十分欣赏他。有一天,皇帝把他召入宫中来,准备领略他那炉火纯青的射箭技巧。皇帝命人把他带到御花园,找了个开阔地带,叫人拿来了一块一尺见方、靶心直径大约一寸的兽皮箭靶,用手指着说:"这个箭靶就是你的目标。如果射中了的话,我就赏赐给你黄金万两;如果射不中那就要削减你一千户的封地。"

他听了皇帝的话,一言不发,面色变得凝重起来,看着一尺见方的靶心,想着即将到手的万两黄金或即将失去的千户封地,心潮起伏,难以平静。想到自己这一箭出去可能产生的结果,他的呼吸变得急促起来,拉弓的手也微微发抖,拉了几次都没有把箭射出去。最后,他一咬牙松开了弦,箭应声而出"啪"地一下钉在离靶心足有几寸远的地方。他脸色一下子白了,再次弯弓搭箭精神却更加难以集中,射出的箭也偏得更加离谱。神箭手只能收拾弓箭,悻悻地离开了王宫。

皇帝在失望的同时掩饰不住心头的疑惑,就问道:"他平时射起箭来百发百中,为什么今天大失水准呢?"有一位一直在旁边观察的大臣解释说:"他平日射箭,不过是一般练习,在一颗平常心之下,水平自然可以正常发挥。可是今天他射出的箭直接关系到切身利益,根本无法静下心发挥技术,又怎么能射得好呢?"

对于我们来说,生活和工作也是如此。倘若我们总是将得失作为唯一的关注点,那么也会背负上巨大的心理压力,自然也就很难以平常心完成工作。如果能够从容面对得失,往往会在生活和工作中收获更多,挫折也会少很多。

当然,在面对得失的时候表现得从容不迫是一种强大的心理素质,而要想培养出这种心理素质,就必须从纠正认知着手。只有正确认识得失的意义,才能够做到在得失面前从容不迫,不会为一时的得失而出现情绪的失落。

1. 要明白失去其实也是一种得到

其实,每个人的一生就是在失去与得到中反复,没有失去就没有得到。只有失去了一些东西,才能不断前进。从这个意义上说,失去其实就是一种得到。塞翁失马焉知非福,在工作和生活中,我们不要让自己一经历失去就一副沮丧的样子,不如想想这次失去对我们来说有什么好的地方,在心里不停地激励自己。

2. 别把全部目光都集中在事情的结果上

对得失非常在意的人,往往在工作和生活上做任何事都是只看结果而从不关心过程。其实我们在很多时候之所以会觉得快乐,正是因为我们享受做这件事的过程,而并非做这件事能得到什么样的结果。人生只要是充实的就是快乐的,因此不妨把放在结果上的目光挪到整个事情的过程上,也许就会发现人生中不一样的精彩。

3. 得失有时并非我们所左右,没必要怪罪自己

有句古话说:谋事在人成事在天。在我们做工作和生活中的每一件事时,会得到怎样的结果除了取决于自身的努力,也会受到外界客观因素的影响。虽然不能够把事情的结果全部归咎于客观因素,却也不能忽视客观因素产生的影响。因此,即便有时候失去了很多,也没有必要怪罪自己。

对待得失,要有一颗平常心。人生苦短,行走在人生路上,总会有许多得失和起落。我们每天都在经历着收获,同时也在承受着失去。有进退,有荣辱,有得失才是人生。生活本就得失起伏,坦然面对才能活得精彩。人生的意义,不在于获得什么,而在于曾经渴望过什么,追求无悔,努力无憾。在得失面前,坦然是一种风范。

(三)接受挫折

人生在世,顺利与挫折总像一对双胞胎如影随形,只要有顺利就会有挫折。对每个人来说,当挫折来临时难免会感受到很大压力,这些压力一方面来源于挫折带来的后果,另一方面也来自我们的内心。有些人开始逃避挫折,妄图用这种方式来减轻自己的压力,殊不知逃避只能让自己压力更大。学会接受挫折、直面失败,才能够真正战胜挫折,也才能够让挫折带给我们的压力得到排解,在接下来的工作中以轻松的心情面对下一次挑战,离成功更进一步。

1. 从挫折中看到得到而非失去

很多人之所以在挫折面前选择逃避,多半是无法承受挫折所造成的心理压力,这种心理压力的产生很大程度是因为片面看到自己失去了什么,而没有看到收获。挫折能够让我们获取难能可贵的经验,避免重蹈覆辙;挫折能够让我们发现自身的不足,从而重整旗鼓完善自我;挫折能够让我们日渐浮躁的内心重回平静,让

我们知道原来自己还没有资本沾沾自喜。在一定程度上可以说，挫折能给予我们的宝贵财富比成功要多得多。

2. 从自责中走出来，思考如何改进

在工作和生活中，当我们面对挫折时，很多人立刻就会进入自责的阶段，因为挫折而责怪自己从而背上巨大心理包袱。如果这个心理包袱无法承受，自然而然就会选择逃避。在经历挫折时，我们要自省而非自责，要把主要的精力用来思考如何才能避免同样遭遇，而非沉浸在自我惩罚当中。惩罚自己并不能使自己进步，只能让我们选择逃避，只有学会寻找进步的"线索"，我们才能够直面挫折。

3. 树立强大的自信心

当我们面对挫折时之所以会选择逃避，一部分原因是我们总是认为自己会被这次失败打倒，这次挫折证明了我们根本没有能力获得成功。这其实就是自信心不足造成的结果。在经历挫折时要告诉自己，我们能站起来，能够在接下来的工作和生活中避免这样的情况再次发生。从哪儿跌倒从哪儿爬起来，哪怕先休息一会，但是最终也要选择站起来，而不是逃避。当我们通过自我激励保持了自信心，就会发现挫折成为我们生命中最宝贵的财富。

（四）不要在一件事上纠结，想不通就先放下

在工作和生活中，我们总会遇到各种难题和不顺心的事情，生命之路本就充满荆棘，坚持前进的脚步，除了要具备披荆斩棘的能力，也需要在遇到无法直接跨越的鸿沟时学会"绕路"，有时候两点之间直线并不一定最短。有些职工在工作和生活中遇到难题和不顺心的事情时，总是抱着必须将它解决的"决心"，即便经过一段时间发现自己并没有想到好的办法去解决问题，还依旧跟这件事情较劲，这往往会使人停滞不前，甚至没有心力去考虑其他同样重要的事情，导致工作变得一团糟。

一位青年满怀烦恼地去找一位智者。他大学毕业后,曾豪情万丈为自己树立了许多目标,可是几年下来,依然一事无成。他找到智者时,智者正在河边小屋里读书。智者微笑着听完青年的倾诉,对他说:"来,你先帮我烧壶开水!"青年看见墙角放着一把极大的水壶,旁边是一个小火灶,可是没有柴火,于是就出去找。他在外面拾了一些枯枝回来,装满一壶水,放在灶台上,在灶内放了些柴火便烧了起来。可是由于壶太大,那捆柴火烧尽了,水也没开。于是他跑出去继续找柴火,等找到了足够的柴火回来,那壶水已凉得差不多了。

这回他学聪明了,没有急于点火,而是再次出去找了些柴火。由于柴火准备得足,水不一会儿就烧开了。

智者忽然问他:"如果没有足够的柴火,你该怎样把水烧开?"青年想了一会儿,摇摇头。智者说:"如果那样,就把壶里的水倒掉一些!"青年若有所思地点了点头。智者接着说:"你一开始踌躇满志,想要一下子解决所有工作和生活中的问题,就像这个大茶壶装的水太多一样,而你又没有足够多的柴火,所以不能把水烧开。要想把水烧开,或者倒出一些水,或者先去准备柴火!"青年顿时大悟。回去后,他把计划中所列的要解决的事情划掉了许多,只留下自己目前能够立刻解决的几个,同时利用业余时间学习各种专业知识。几年后,他的目标基本上都实现了。

这道理对每个人来说都是适用的,只有删繁就简,从能解决的问题开始,才会一步步走向成功。万事挂怀,只会半途而废。只有先去解决那些能解决的问题,维持自己正常的工作和生活,才有机会不断地捡拾那些"柴火"提升自己,才能使人生逐渐加温,最终让生命沸腾。

当然,不在一件事上纠结并非让我们去逃避困难,而是暂时绕开它,用"曲线救国"的方式先解决其他能够解决的问题,为更难的问题积累经验和能力。具体可以从以下几个方面做起。

1. 最直截了当的处理方式未必是最好的方式。

当我们在工作和生活中遇到困难时，很多人都认为直面困难，与困难"死磕"才能够战胜困难。其实不然，有时候之所以解决不了当前的困难，一方面可能是由于能力不足，另一方面也有可能是这个困难是由其他很多因素综合导致的。此时不妨采用"曲线救国"的方式，先绕过这个难题，把其他一些相关联的小问题先解决了，排除造成困难的其他因素，并在这一过程中提升自己的能力，再回过头来看曾经的困难时，也许就能迎刃而解。

2. 面对难以解决的问题，还可以暂时搁置。

有时候我们之所以纠结在一件事上难以自拔，是因为习惯性的思维方式，认为遇到问题要么解决它，要么被它击倒，没有意识到还有第三个选项。每个人在工作和生活中总会遇到目前解决不了的事情，但是目前解决不了不代表将来不能解决。所以不如暂时搁置问题，给自己一点提升能力解决问题的时间。如果遇到解决不了的问题就纠结在这一件事上，那么就会陷入问题不断产生的泥潭中，让我们的脚步停滞不前，自然永远也不可能解决这个问题。

3. 不要总是纠结于问题为什么发生，而是要思考如何去解决。

在工作中，任何事情的发生都有其发生的理由，只是有时由于自身能力和经验不足，暂时不能立刻发现发生的原因。因此不必纠结于问题如何发生，能够让我们继续前进的是把眼光放在解决问题上。我们之所以会为一件事而苦思冥想，就是因为太过执着于原因。其实只要不影响我们解决问题，这些原因可以在事后再去追寻。

4. 学会尝试不同的思维方式解决问题。

虽说在工作中难免会遇到暂时无法解决的难题，但有时候之所以在一件事上不停纠结，并非由于我们能力不足，而是因为总习惯于用一种思维模式去解决问题。学会换个角度看问题，不要理所当然地认为自己想到的第一种解决方式就是最好的方式。

换一种思维方式,我们也许就能够以更小的代价去解决更大的问题,自然不会因纠结于问题而造成心理压力。换一种思维方式有时候就会发现曾经的难题其实根本就不是问题。有时候我们无法击败的并非问题本身,而恰恰是自己的思维和认知。

你能走出人生的低潮吗?

人生经历如潮汐,不会总是一帆风顺,也会有低潮的时候,那是生命的必然。在生命中出现任何起起落落,你都能在很短的时间内接受吗? 你能在陷入低潮时积极地寻求解决办法,快乐面对,并迅速从低潮中走出来吗?

假如现在是秋风萧瑟的季节,一对情侣坐在公园的亭子里聊天。男孩说:"我觉得我们不太合适,还是分手吧。"不久,女孩开始掉泪,这时一阵秋风吹落了枯叶。请接着想象一下后来的情形,并选出一个最接近的答案。(　　)

A. 女孩流着泪说"再见",然后离去……

B. 女孩一直默默注视着枯叶,直到眼泪流完为止。等恢复平静后,说了一句"再见",然后离去。

C. 女孩一直注视着男孩,凄婉地说:"我走了,你自己要好好照顾好自己"。然后踩着落叶离去。

选择 A:争强好胜型。

这种类型的人有天生不服输的个性,即便是陷入低潮时,也能尽最大的努力,替自己争取到相当的利益。因此,可以为将来早作准备,多充电或结交朋友,或许在你摆脱低潮的时候,对你有很大的帮助。

选择 B:坚强自省型。

这种类型的人一旦陷入低潮时,会耐心等待恢复正常,或是研究最好的对策。与其勉强想挣脱困境,倒不如静待心情慢慢转好。人生总会遇到挫折,相信在逆境中得到的启示必能发挥最大的作用。

选择 C:善解人意型。

这种类型的人一旦陷入低潮时,有感而发,反而更能包容别人的弱点和缺点。他们能透过自己的困境,培养对他人的包容力。因此,可以把人生的低潮当成成长的契机。

心理适应能力测试

1. 每道题有 A、B、C、三个可供选择的答案,请选择与自己情况相同的答案。

(1)每到一个新环境,我总要经过很长一段时间才能适应。(　　)

A. 是　　　　　　B. 无法肯定　　　　　C. 不是

(2)每到一个新地方我很容易同别人接近。(　　)

A. 是　　　　　　B. 无法肯定　　　　　C. 不是

(3)与陌生人见面,我总是无话可说,以致感到尴尬。(　　)

A. 是　　　　　　B. 无法肯定　　　　　C. 不是

(4)每到一个新地方,我第一反应总是睡不好,就是在家里只要换一张床单,我有时也会失眠。(　　)

A. 是　　　　　　B. 无法肯定　　　　　C. 不是

(5)不管生活条件有多大的变化,我也能很快习惯。(　　)

A. 是　　　　　　B. 无法肯定　　　　　C. 不是

(6)越是人多的地方我越感到紧张。(　　)

A. 是　　　　　　B. 无法肯定　　　　　C. 不是

(7)我考试的成绩多半不会比平时练习的时候差。(　　)

A. 是　　　　　　B. 无法肯定　　　　　C. 不是

(8)如果领导和同事都看着我,我的心都快跳出来了。(　　)

A. 是　　　　　　B. 无法肯定　　　　　C. 不是

(9)对他有看法我仍能同他交往。(　　)

A. 是　　　　　　B. 无法肯定　　　　　C. 不是

(10)我做事总有些不自在。（　　）

A. 是　　　　　　B. 无法肯定　　　　　C. 不是

(11)我很少固执己见,常常乐于接受别人的意见。（　　）

A. 是　　　　　　B. 无法肯定　　　　　C. 不是

(12)同别人讨论时我常常感到语塞,事后才想起该怎样反驳对方,可惜已经太迟了。（　　）

A. 是　　　　　　B. 无法肯定　　　　　C. 不是

(13)我对生活条件要求不高,即使条件很艰苦,我也能过得很愉快。（　　）

A. 是　　　　　　B. 无法肯定　　　　　C. 不是

(14)有时明明把规章背得滚瓜烂熟,可被抽查的时候,还是会出错。（　　）

A. 是　　　　　　B. 无法肯定　　　　　C. 不是

(15)在决定胜负成败的关键时刻,我虽然很紧张,但总能很快使自己镇定下来。（　　）

A. 是　　　　　　B. 无法肯定　　　　　C. 不是

(16)我不喜欢的东西,不管怎么学也学不会。（　　）

A. 是　　　　　　B. 无法肯定　　　　　C. 不是

(17)在嘈杂混乱的环境里,我仍能集中精力学习,并且效率反而更高。（　　）

A. 是　　　　　　B. 无法肯定　　　　　C. 不是

(18)我不喜欢陌生人来家里做客,每逢这种情况,我就有意回避。（　　）

A. 是　　　　　　B. 无法肯定　　　　　C. 不是

(19)我很喜欢参加社交活动,认为这是交朋友的好机会。（　　）

A. 是　　　　　　B. 无法肯定　　　　　C. 不是

2. 计分标准:

凡是奇数号的题,选"是"得 -2 分,选"无法肯定"得 0 分,选

"不是"得2分。

凡是偶数号的题,选"是"得2分,选"无法肯定"得0分,选"不是"得－2分。

35～40分:心理适应能力很强,能很快适应新的学习、生活环境,与人交往轻松大方。给人的印象极好,无论进入怎样的环境都能应付。

29～34分:心理适应能力良好。

17～28分:心理适应能力一般,进入一个新的环境后经过一段时间的努力,基本上能适应。

6～16分:心理适应能力较差,依赖于好的学习生活环境,遇到困难则易怨天尤人,甚至消沉。

5分及以下:心理适应能力很差,在各种新环境中,即使经过一段时间的努力,也不一定能够适应,常常困惑,因与周围事物格格不入而十分苦恼。

抗挫折能力测试

心理学上所说的挫折,是指人们为实现预定目标采取的行动,当行动受到阻碍而不能克服时,所产生的一种紧张心理和情绪反应。

1. 根据自己的实际情况填写下表。

(1)在过去的一年中,你自认为遭受挫折的次数:(　　　)

A. 0～2次　　　　　B. 3～4次　　　　　C. 5次以上

(2)你每次遇到挫折:(　　　)

A. 大部分都能自己解决

B. 有一部分能解决

C. 大部分解决不了

(3)你对自己才华和能力的自信程度如何:(　　　)

A. 十分自信　　　B. 比较自信　　　C. 不太自信

(4)你对问题经常采用的方法是:(　　　)

A. 知难而进　　　B. 找人帮助　　　C. 放弃目标

(5)有非常令人担心的事时,你会:(　　)

A. 无法工作　　　B. 工作照样不误　　C. 介于A、B之间

(6)碰到讨厌的对手时,你会:(　　)

A. 无法应付　　　B. 应付自如　　　C. 介于A、B之间

(7)面临失败时,你会:(　　)

A. 破罐破摔　　　B. 将失败转化为成功　C. 介于A、B之间

(8)工作进展不快时,你会:(　　)

A. 焦躁万分　　　B. 冷静地想办法　　C. 介于A、B之间

(9)碰到难题时,你会:(　　)

A. 失去自信　　　B. 为解决问题而动脑筋

C. 介于A、B之间

(10)工作中感到疲劳时:(　　)

A. 总是想着疲劳,脑子不好使了

B. 休息一段时间,就忘了疲劳

C. 介于A、B之间

(11)工作条件恶劣时,你会:(　　)

A. 无法工作　　　B. 能克服困难干好工作

C. 介于A、B之间

(12)产生自卑感时,你会:(　　)

A. 不想再继续工作　B. 立即振奋精神继续工作

C. 介于A、B之间

(13)上级给了你很难完成的任务时,你会:(　　)

A. 顶回去了事　　B. 千方百计干好　　C. 介于A、B之间

(14)困难落到自己头上时,你会:(　　)

A. 厌恶之极　　　B. 认为是个锻炼　　C. 介于A、B之间

2. 评分标准:

(1)1~4题,选择A、B、C分别得2、1、0分,

(2)5~14题,选择A、B、C分别得0、2、1分。

得分在 19 分以上:说明抗挫折能力很强。

得分在 9～18 分:说明虽有一定的抗挫折能力,但对某些挫折的抵抗力薄弱。

得分在 9 分以下:说明抗挫折能力很弱。

第五节　积极应对职业倦怠

一、职业倦怠的表现

小丽从业几年来,一直在货运中心做窗口办事工作。自工作以来,她勤勤勉勉,认真负责,为人谦和大度,颇受同事的喜欢和领导的重视。可是近来,她在工作上频繁出错,而且这些错误都是一些很容易避免的,只要稍用点心思,就不会犯的错误。领导为此专门找她谈话,以为她生活中遇到困难,才这样无心工作,可她笑笑说:"我的生活还不错,可能就是因为一时马虎才会犯错,一定保证下不为例。"可过不了多久,小丽即使不犯上次的错误,也会在其他事情上犯一些错误。而且,她每天都是面带愁容地来上班,跟同事打招呼,笑得也很牵强,整天耷拉着脑袋,对待来办业务的发运企业更是一脸不耐烦,有时还会在工作时发呆。领导拿她没有办法,直接扔给她一句话:"你自己好好反省一下,看看能不能担任这个职位了。"小丽这才意识到出问题了,反思这段时间以来确实对工作不负责任,不花心思,空卖力气,虽然自己不是有意为之,但现实结果就是这样。琢磨好几天,终于发现自己是因为工作年头太多,对本职工作根本没有任何兴趣,总感觉一到工作场所就提不起劲来,浑身乏力。但是在其他事情上,乏力疲惫的状态却并不明显。

(一)什么是职业倦怠

职业倦怠是指个体长期处于工作压力状态下所出现的一种负

性的、个体化的认知与情感反应。

如果我们长期从事一项工作,特别是重复性的工作,就可能出现小丽这种现象,对工作没有热情,积极性不高,易产生疲倦感。心理学中将小丽的这种工作状态称为"职业倦怠"。

职业倦怠非常普遍,每个进入职业生涯的社会人都可能面临这一问题,在铁路职工当中,这一问题也频频发生。

在时间维度上,个人与职业的关系要经历几个时期:最开始是"蜜月期"。这个时期美好的理想激励着我们,个人觉得有充足的精力,对工作的满意度较高;接着进入"适应期",开始接受工作内容的高度重复和工作环境的单调乏味,热情在逐渐丧失;然后是"挫折期",出现了身心失调的不健康病症,疲劳不堪,愤怒和抑郁情绪持续出现,个人的自信心受到威胁;最后阶段是"淡漠期",个人无法继续工作,出现严重的心理衰竭状况,对周围的人和事表现出极端的冷漠态度。在经历上述的几个阶段后,一种衰弱的感受紧紧地抓住了我们,疲劳成了最明显的生理上和心理上的感受。一般在职业生涯的第5～7个年头就会面临着就业竞争力的提升和职业技能不断更新的挑战,此时是职业倦怠的高发阶段。随着近些年来人们工作节奏的加快,职业倦怠期的出现越来越提前,有的人甚至工作8个月后就开始出现厌倦情绪状态。

在地域上,越是生活节奏快、工作强度高、人口密度高的城市,人们越容易出现职业倦怠,比如上海、深圳、广州等大中型城市。同时对职业倦怠的研究开始于以人为服务对象的行业,如警察、教师、医护员、公务员,以及一些特殊职业领域。铁路行业也是服务属性较为凸显的行业,且工作强度大,工作时限长,工作内容枯燥,因此也在职业倦怠高发之列。

(二)职业倦怠的三种基本形态

1. 情绪耗竭

情绪耗竭是指没有活力,没有工作热情,感到自己的感情处于极度疲劳的状态。

小卢今年31岁,已在铁路工作多年。经过几年的职场磨合,他很希望能够在工作中有所建树。在刚参加工作时,他每天的工作热情都很高昂,为能够学到很多新东西而快乐。可是好景不长,随着时间的推移,他发现每天的工作忙碌却没有价值,工作中可以学习的新东西早已经学完,自己的能力好久都没有什么提升。他现在最大的苦恼是:工作任务太繁重,没有时间想自己该想的,做自己该做的,整天在疲于应付工作。每天进行重复类似的工作,并承受着越来越沉重的竞争压力,令他心中的疲倦感和乏味感越来越深。再加上工作中应付的成分逐日攀升,他开始觉得山穷水尽、心力交瘁。小卢的这种状态是情绪耗竭的典型表现。

2.去人格化

去人格化是指刻意在自身和工作对象间保持距离,对工作对象和环境采取冷漠、忽视的态度,对工作敷衍了事,个人发展停滞,行为怪僻,提出调动申请等。到了职业生涯后期,常常会有这种去人格化的表现和行为。

3.无力感和较低的个人成就感

无力感或较低的个人成就感是指倾向于消极地评价自己,同时还有工作能力不足和工作成就感低的感受,认为工作不能发挥自身才能,而且还很繁琐枯燥。

小吴参加工作已经一年有余,开始上班的他满怀激情,希望能在单位里一展所学。可是上班后,发现工作烦琐重复,没有技术含量,只是不断消耗体力,消磨时间,还要常常去做一些琐事。小吴觉得自己被大材小用,没有机会施展才能,每天做些琐碎的工作,很难出成绩,还要经常面对内部人员的扯皮推诿,有时甚至需要做一些违心的事,产生深深的无力感。这些琐事让他觉得自己工作乏力、毫无意义,在工作中无法体现出自己的价值。

职业倦怠检测

1. 请根据下列描述与你工作中实际情况的符合程度,为每道题选择相应的分数,并填写计分表(表 2-1)。

完全不符合为 1 分,完全符合为 7 分,可根据符合程度分别给每道题 1~7 分。

(1)我非常疲倦。

(2)我不关心工作对象的内心感受。

(3)我能有效地解决工作对象的问题。

(4)我担心工作会影响我的情绪。

(5)我的工作对象经常抱怨我。

(6)我可以通过自己的工作有效地影响他人。

(7)我常常感觉到筋疲力尽。

(8)我抱着玩世不恭的态度进行工作。

(9)我能创造轻松活泼的工作气氛。

(10)一天的工作结束,我常感觉到疲劳之极。

(11)我经常抱怨我的工作内容。

(12)解决了工作内容的问题后,我非常兴奋。

(13)最近一段时间,我有点抑郁。

(14)我经常拒绝工作对象的要求。

(15)我完成了很多有意义的工作任务。

表 2-1　计分表

题目编号	测量目标	计分规则	总　分	临界值
1、4、7、10、13	情绪衰竭	所选数字即为该题得分		25
2、5、8、11、14	人格解体			11
3、6、9、12、15	个人成就感降低	每道题得分＝8－所选题得分		16

注:总分为对应 15 题得分的总和。

2. 评判标准:情绪衰竭、人格解体、个人成就感低三项中,有一项总分高于临界值,可界定为轻度倦怠者,两项总分高于临界值可被界定为中度倦怠者,三项总分都高于临界值可被界定为高度倦怠者。

二、职业倦怠的原因分析

我们的职业活动往往是同时受到外部环境和内部心理状态共同影响作用的,当外部环境中的某一个或一系列压力源长期存在,往往会导致出现职业倦怠的症状。同样来自个体内部的一些原因,比如性格特点、个人工作能力等也会促使职业倦怠的发生,所以在分析造成职业倦怠的原因时也要从这两方面来分析。

(一)个人自身因素

1. 天生性格导致容易发生职业倦怠现象

由于先天遗传和后天环境影响,每个人都形成了不同的性格特征,这些特点每时每刻都在潜移默化地影响着我们的行动。比如一些人的自我评价偏低、还有人凡事追求完美主义、A 型性格、外控性格这些性格特点的人都更容易比其他人感受到职业倦怠。

小张属于自我评价低的典型,他生活在教师家庭,父母对他的管理很严格,秉持着没有最好只有更好的原则,对他的各项要求都很高,从来都是批评多,表扬少,在这样的家庭环境下长大,小张无论是学习还是工作,都非常勤奋刻苦,也取得了很好的回报,不到 35 岁就当上了班组长,但是他常常感到自己工作时不快乐,总会觉得自己哪里做得还不够好,对工作也提不起兴趣。而小王则是典型的 A 型性格,平时工作经常会加班加点,力求完美,每次遇到稍微有些棘手的工作任务就会紧张焦虑,还非常急躁,他的工作日程表被安排得很满,在大家看来小王冲劲十足,实际上他自己常常感觉身心疲惫,精力透支。

这些不同的性格特点就使得在工作单位,每天面对同样的工作内容,有些人表现得很轻松有些人却常常表现出焦躁抑郁的状态。

2. 工作能力不够、精力不足

每个人的工作能力和精力水平都是不同的。铁路系统涉及的工种多,工作内容复杂,每项工作需要的能力都不同,有的工作技能容易学习,有的工作技能则需要在各方面综合能力上都要提高,如果能力水平跟不上工作需求,就会效率低下、频繁出错。同样每个人的 8 小时工作之外需要面对的生活也不同,有的职工可以全力以赴为事业打拼,有的职工可能更看重业余爱好,还有的职工家中事情繁杂,这就导致在上班时精力水平不同,情绪感受不同。

这些原因都会在工作时引发急躁、气愤、无聊、焦虑等情绪,产生职业倦怠。

(二)企业内部因素

1. 工作内容重复

无论从事什么职业,大多数人每天的工作都是按部就班,年复一年、日复一日地唱着"同一首歌"。久而久之,我们工作积极性和创造性就会受到抑制,如同一台程式化的机器,依靠一种惯性在重复,重复的次数多了,必定会出现疲劳,工作中难以提起兴致更打不起精神,工作就会变得枯燥,人也就产生了倦怠心理。

因为人的情感产生于大脑,当我们经历新鲜、刺激或是具有挑战性的事情时,大脑就会释放多巴胺,它能使我们产生一种很愉快的感觉。正常情况下,一个人在日常生活中要接受各种不同的刺激,对维持大脑的功能和身心健康是有益的。相反,每天进行一些简单重复工作的人,外界的信息传入少,人能得到的刺激也有限,大脑就不能得到很好的锻炼,长期如此,大脑释放的多巴胺减少,就会出现情绪低落的情况。

2. 岗位频繁调动

由于铁路工作的特殊性,很多铁路职工都会遇到在各个站段之间频繁调动的情况,而每次工作岗位或职位的变化,都会给生活带来很多意料之外的影响,也会在适应新工作时带来一定的心理压力,无论是自身还是家人朋友都需要一段时间来适应。如果这种调动频繁发生,会使内心总是处于适应的过程中,这就是一种不平衡状态,人们在这种不平衡状态下就会感到压力,这种压力也会导致职业倦怠。

3. 职业发展受限

很多人都会在中年阶段职务难以继续提升,职业发展受限而感到焦虑和沮丧,这种情绪所反映的是一种生命的停滞状态。根据埃里克森的人生发展阶段理论,在我们的成年中期,工作经验逐步积累,家庭负担逐步增加,如果在职业发展中不能一如既往地参与竞争、创造价值,就逐渐进入到停滞状态,处于停滞状态的人往往感到精力枯竭、生活无趣。

4. 其他工作中的因素

小到一个班组,大到一个车间,在工作中,常常会因为一些组织结构和氛围的因素引发职业倦怠的情绪。如个人在班组中可有可无,缺少领导同事的关心,导致缺乏归属感;上级领导对职工无法做到客观公正的评价,安排工作不明确或不透明;工作中工资奖金与个人付出不匹配,这些因素都会对员工的心理产生消极影响,进而产生职业倦怠。

除了上面介绍的外部环境因素,一些特殊的性格特点或者与个人密切相关的事件也会成为职业倦怠的导火索。

(三)外部环境因素

1. 个人成就感降低

我们每个人都渴望自己的存在是有意义的,所做的事情是有价值的,对别人、对社会是有贡献的,当圆满地完成一件事情时,就能体会到那种为自己所做的事情感到愉快或成功的感觉,这就是成就感。当我们从事简单、没有挑战的工作,又不能赋予它积极的意义时，个人成就感就会降低，偏向消极评价自身，同时会伴有工作能力下降和消极的情绪体验，很容易产生职业倦怠。

2. 职业价值观的偏差

在我们的身边，"官本位"的思想仍然没有彻底消除，甚至有些职工的职业追求就是不断地升职加薪。这样的思想本身就以追求名利为根本，认为只有在社会上、在职场中出人头地，拥有官职才能够体现其自身价值，才能够被社会和其他人认可。但是在现实工作中，能够获得职位晋升的只是少数人，能够拿到高薪的也还是少数人，如果在职场中以升职加薪为目标，大多数人就会产生失望与不满，从而导致职业倦怠的产生。

3. 家庭压力过大

很多铁路职工在职业生涯早期没有家庭负担，可以将主要精力用于工作。当进入职业生涯中期，家庭关系变得复杂，很多职工既要照顾孩子又要照顾老人，生活负担加重，此时必须在工作和家庭中作出权衡，无法全身心投入工作。这一阶段家庭开支也大大增多，往往会更关注企业的福利报酬，而较少关注工作创新及自身知识技能的更新，这在一定程度上会影响绩效水平，最终出现职业倦怠的现象。

4. 缺少与亲人朋友的沟通联系

当我们在工作中遇到不顺心的事情时，如果能与亲人、朋友、同事加强沟通联系，获得他们的支持和帮助，焦躁郁闷的情绪会缓解很多。这就是社会支持理论中所指出的人可以通过社会联系获得帮助、支持和肯定，这种支持能够减轻心理应激反应、缓解精神紧张、提高社会适应能力。但是由于工作往往日夜颠倒、加班频繁，生活也常常因此受到影响，有些职工工作中得不到家人的支持理解，想与朋友聚个会也常因为上班错过，长此以往与家人朋友的沟通联系越来越少，能够感受到的支持也越来越少，这时候就容易产生职业倦怠。

三、应对职业倦怠

对于身处职场的职工来说,每天面对单一的工作难免厌倦,想到还有那么多工作没有做完时难免焦虑,遇到领导的批评难免沮丧,受到了误解时难免委屈。对于这些问题,只能去承受因此而产生的负面情绪吗? 当然不是。只要学会在工作中找到调剂的办法,换一种思考方式,就会发现原来工作也不像我们想象的那么枯燥乏味,在工作中也同样能发现许多快乐的点点滴滴。

一个会在工作中找到乐趣的人无论在什么样的岗位上都不会因为工作而产生太多的负面情绪,职业倦怠的问题自然也就迎刃而解,不仅如此,如果我们对工作多一分热爱,事业自然也就更容易获得成功。

(一)赋予工作意义

20世纪60年代,心理学家奥恩做了一个社会心理学实验,让参与实验者完成一项毫无意义的工作,即把两排数字中相邻的数字相加,每张纸上需要相加224次,每个人面前放着2 000页这样的纸。在研究中参与实验者一直坚持把这项工作做了五个半小时,当问到坚持的原因时,他们都回答说,他们赋予这种工作以重要的意义,把它看成是对自己耐力的一种测试。

工作中同样需要意义和价值的支持,然而这种意义与价值不是工作自动提供的,而是需要我们在工作中自己去寻找和挖掘的。一旦在工作中失去意义感,则会让我们感到工作除了糊口没有其他任何价值,也因此很难对自己有积极的评价。当个人需要的满足已经不能推动我们追求更多时,就需要给自己的坚持与付出一个"说法",问问自己打算赋予工作什么样的意义? 不是问生活能给我们什么,而是我们要给生活赋予什么?

"工作可以使我们不断地发现与创造新技能,工作使我们有更多的经历和感受,工作使我们更了解自己或是通过我们的工作可

以给别人带来帮助,我通过我的努力能让我的家人生活得更好
……"这些都可以是我们赋予工作的意义。只有为我们的行为赋
予新的意义,并不断向目标努力,才能获得真正快乐的人生,而不
要把工作仅仅当成养家糊口的工具,应付上级的差事。投身于工
作让自己忙起来,用有意义的活动去占领自己的头脑,把不快乐的
情绪挤出去,可以有效减少职业倦怠的发生。

(二)热爱我们的工作

不是每个人生来就对某项工作产生浓烈的兴趣的,通常兴趣
爱好与我们的工作很难画上等号。就业常常是一件双向选择的事
情,由于种种原因我们从事了现在的工作,在大多数情况下,只有
通过自身不断努力,积极培养对工作的兴趣,积极、敬业地工作,才
能从工作中获得愉快的感觉,也才能把工作做得有声有色,从而在
群体中脱颖而出,体验到成功和价值感。

曾经有心理学家进行了一项有趣的实验:将实验人群分成三
组,比赛完成一份极为枯燥乏味的工作,工作做完后,第一组要认
真地向其他人说这项工作多么有趣。后来通过测试,发现第一组
的人要比其余两组都更喜欢这项工作。

这个实验体现的是心理学中的一种认知理论:"当人面临认知
上的矛盾时,必然会产生认知上的失调,失调之后则会寻求恢复平
衡的方法。"当你正处于你不喜欢的工作中时,要试着去接受它,去
爱它,终有一天,你就真的会热爱上这份工作。英文里 job 是"工
作"的意思,如果把它分开,你会发现一个新的解释:j=joy(快乐)、
o=office(办公室)、b=best(最好),组合在一起的意思就是说如果
我们能把工作做到最好,就会得到快乐。享受工作,在工作中感受
到快乐,会进入积极的工作状态,进而减少职业倦怠。

(三)不断创新让职业保鲜

世界上没有一条同样的河流,太阳每天都是新的。要让自己

对所从事的职业不感到倦怠，除了要有我们通常所说的责任感，还要抗拒机械的"搬砖"心理，不断地创新，不断地进步，用创造性活动增加工作的乐趣。尽管工作任务常常简单重复，但是可以通过改进细节、创新工作方法，通过发明创造，完善工艺流程，把工作变成一件艺术品。

创新本身就需要不断地学习来实现，人类智力的发展是长期学习的结果。随着知识的丰富，阅历的广博，人的智力水平也会不断增长，这就是为什么巴金和冰心老人在八九十岁高龄仍能为世界奉献深刻思想和优美文字的原因。铁路行业不断发展，对技术、能力、管理方式都会提出新的标准和要求，不间断地学习可以使我们保持高度的智慧和旺盛的创造力，对工作也是一种促进，如果忽视了学习业务知识，则很难在工作上产生创新想法。

通过在职业生涯中持续学习，不仅可以调节我们重复单调枯燥的工作，减少职业倦怠的发生，更重要的是可以提升自身能力，丰富创造力，达到职业保鲜的目的。

（四）从细节中发现快乐

一般来说我们在做任何事情前都会在心中产生一个基础心理，这个心理是由我们对将要做的事情的预估所决定的。如果我们在工作前想到的是"还有很多枯燥乏味的工作要完成"，难免会心情低落，自然也就没有兴趣去寻找什么工作的乐趣，因为我们在工作前就已经"固执"地认为工作就是枯燥的，报以"工作只会给自己带来烦躁和疲惫"这样的想法，那么在工作中就更容易发现那些枯燥乏味的细节。

有时候不妨将眼界放宽一点，利用工作的闲暇时间多去找一找工作中有趣的事情，或是去了解一下在周围其他同事身上发生了什么有趣的事情。当我们渐渐找到越来越多有趣的事情时，自然就会转移对工作本身枯燥和乏味事情的注意力，也就不会让负面情绪那么容易滋生了。

工作不仅仅能够给我们带来金钱,同样也可以带来快乐。工作的乐趣多半藏在平常被我们忽视的细节之中,只要稍微留意那些曾经被我们忽视的细节,就不难从中发现让我们会心一笑的事情,这样就能够以更积极的情绪投身到工作中,大大减少出错概率,提升工作效率,工作也更容易做出成绩,也不用再担心负面情绪给我们的身体和心理带来伤害。

(五)注重劳逸结合

每个人的身心健康是需要主动维护的,如果一天 24 小时头脑中想的都是各种难以解决的难题,那么就会给心理上造成巨大的压力。必须要劳逸结合,给自己放个假,充个电,才能保证在工作中情绪健康,状态良好。

大多数铁路职工都是倒班制,最重要和最基础的休息就是要保证良好的睡眠质量,睡眠不好会使身体免疫力下降,记忆力衰退,反应速度降低,这对铁路工作者来说是十分危险的。因此首先要掌握正确的睡眠方法,提升入睡效率,这里推荐阅读《睡眠革命》一书,详细介绍了一套科学的 R90 睡眠法。

其次要找到自己的兴趣爱好,这不仅能够让我们感受到过程的快乐,减少过于追求目标和结果的影响,还能增加成就感和对生活的掌控感。

第三章 建立良好人际关系

人际关系对每个人而言,都是一笔重要的财富,现代社会是一个开放的社会,开放的社会需要开放的社会交往,对于忙碌、紧张、压力大的现代职场人来说,人际交往更是生活的基本内容之一。人际交往对于我们的心理健康会产生哪些影响,不同性格的人在人际交往方面有哪些差异,如何消除交往障碍建立自信,为什么积极尝试与人沟通却没有效果,以及如何处理人际冲突,本章将重点为您讲述。

第一节 正确认识人际交往

一、人际交往对心理健康的影响和作用

每个人都需要在与他人的交往中获得成长和发展,人际交往是人类社会中不可缺少的组成部分,人的许多需要都是在人际交往中得到满足的。铁路系统是一个讲求合作共赢,讲求团队合力的行业,想要在企业中展现作为、体现价值,就必须做好团队合作,处理好人际关系。

哈佛大学就业指导小组调查结果表明:在数千名被解雇的男女雇员中,因人际关系不好而无法施展其长处的就有 90% 之多;美国卡内基梅隆大学曾对一万多个案例记录进行分析,发现"智慧""专门技术""经验"只占成功因素的 15%,其余 85% 取决于良好的人际关系。

（一）建立良好人际关系的重要意义

1. 满足情感需求

任何人都有与他人接触、交往的需要，有爱与被爱的需要，有表达情感的需要。如果这些需要得不到满足，就会产生孤独感、空虚感、不安全感。美国心理学家、哲学家威廉詹姆斯指出"人类不仅是需要同类相伴左右的群居性动物，而且具有这样一种天生的倾向，即希望被同伴注意，希望获得赞同。对一个人来说，最大的惩罚是脱离社会，并完全地被人遗忘，而不是躯体上的处罚。"当我们拥有良好的人际关系，有丰富的个体情感交流时，能大大缓解工作生活中的焦虑感，消除孤独，减少负面情绪体验，获得更多快乐，也能在某种程度上减少疾病、延年益寿。

2. 完善自我人格

每个人的人格都是先天遗传和后天环境影响两方面共同造就的。人际交往过程中，人们通过相互鼓励和交流，可以更好地发挥自己的优势和强项，勇敢面对、接纳自己不擅长的部分，以及自己性格上的缺点。以此来促进个体的自我完善，形成健康的人格特质，发展健全的自我意识。

3. 增强团队工作水平

"成功的第一要素是懂得如何搞好人际关系。"本杰明·富兰克林曾经这样表述。

在一个人际关系良好的车间、班组中，每个人都能发挥自己的优势特长，大家团结一致，搭台补台共同提高整个团队的工作能力，保障作业安全。反之则容易在配合上出现纰漏，互相推诿扯皮，看到对方犯错不是及时提醒而是等着看热闹，看好戏。这就会使车间、班组的工作效率下降，工作中的危险因素也会增加，不利于安全生产。

4. 促进个体社会化进程

跳出个体的视角，站在整个人类繁衍生息的角度，人际交往是个体掌握人类历史经验的基本途径。我们从出生的那一刻，就与亲人开始了最初的人际交往，随着年龄的增加，接触的人群增多，就会在人际交往中学习掌握更多的社会行为规范，并在之后的交往中自觉遵守运用这些规范。随着人类不断繁衍发展，这些行为规范、不成文的规则也在整个社会传递发展下去。

（二）人际关系带来的心理压力

1. 人际关系会让我们频繁经历"丧失体验"

所谓"丧失体验"指的是与自己认为重要的人分别，以及失去重要的东西等这些方面的体验。举例来说，在单位中人际关系中的"丧失体验"，就是跟自己比较要好的同事关系破裂，失去上级对自己的信任和理解，失去同事的帮助和支持等。不管这种"丧失体验"以什么样的形式出现，它都会给我们的心理增加悲伤和绝望，带来较大的压力。

通常，在经历"丧失体验"时，一开始往往是难以接受的，因此会产生回避和否认，不相信这些情况的发生。然而一段时间后，会发现即便不接受，这些情况也已经成为既定事实，因此不得不回归到现实当中，这一过程就给我们带来巨大的痛苦。如果无法通过恰当的方式排解这种痛苦，就会对心理造成极大的压力。

2. 人际关系会让我们屡次体验"沟通代沟"

所谓"沟通代沟"是由于心理上的差异和意见上的分歧，在与他人沟通过程中产生了分歧的一种状态。"沟通代沟"并不仅仅存在于年龄差距较大的两人之间，即便是同龄人，由于经历和认知的不同，也会在沟通中产生这样的"代沟"。对于每个员工来说，一旦经历这种"沟通代沟"，往往会产生他人不能理解自己，或是自己无法融入集体、团队的想法，这种想法会带来较大的人际关系压力。

更严重的是，倘若我们在试图消除这种"沟通代沟"的过程中采取了不恰当的方法，就达不到理想的效果。我们甚至会对自己的沟通能力产生怀疑，或者对自己的价值观、固有理念产生动摇，进而进入否定自我的阶段,增加了压力。

　　3. 沟通过程中的"角色转变"也会带来压力

　　日常生活中需要与形形色色的人进行沟通,这些人有些是工作上同事、伙伴,有些是我们的亲人,有些是我们的朋友。当面对不同的沟通对象时,就需要进行角色转变,以不同的角色心理去完成与对方的沟通,而这一角色转变的过程是需要不断去锻炼和熟悉的。然而有些时候,当无法很好地完成角色转变时,就会给沟通带来不愉快的体验,这在一定程度上带来压力。如果我们频繁进行角色转换,则会在这一过程中产生"自我迷失"的心理问题,连自己都不知道真实的自我到底是什么,仿佛每天都"戴着面具"在工作。这种现实需要与真实自我之间的冲突是角色转变给我们带来巨大人际关系压力的根源。

　　4. "沟通欠缺"会造成职场人际关系压力

　　所谓"沟通欠缺"就是尽可能躲避和别人交流,把自己封闭在自我世界中,不想有人际关系。这时,自身的孤独感增强,容易自我封闭。作为沟通过程中的一方,如果不能十分清楚地了解对方的心情,自己也会感到不安。在不了解别人心情的情况下,就会犹豫是不是要向对方表露自己的心声,造成恶性循环,逐渐丧失沟通交流的欲望,从而导致沟通闭塞。在工作中如果出现了沟通闭塞,无疑会让我们的工作举步维艰,也会让其他同事渐渐与我们疏远,从而造成巨大的心理压力。

　　作为现代企业中的员工,每个人都不可避免地身处复杂的人际关系之中。在这错综复杂的人际关系网中,每个人都如履薄冰,要在沟通交流中长期保持十二分警惕,这会带来非常大的心理压力。

二、人际交往的影响因素

　　我们每个人都拥有各自的心理特征,这些特征包括气质类型、性格特点、认知方式、行为风格、应对方式、需求层次等,每一种特征都会影响人们的言语和行为。这就使我们在跟他人交往过程中要尽可能考虑到各方面因素,处理好人际关系。

(一)性格特点

在工作和生活中常会听到有人评价别人说"这个人性格不好""那个人个性不行"等关于性格的评论。其实心理学评价人格(个性)类型是没有好坏之分的,而是用各种维度来进行衡量。比如说是内向的,还是外向的;是乐群的,还是喜欢独处的;是情绪稳定性高,还是稳定性低;是好强固执,还是谦虚顺从;是轻松兴奋,还是严肃审慎……每个人的人格都是由个人的需要、动机、兴趣、信仰、气质、性格、能力和自我意识系统组成的,所以就有不同的人格类型。

今年新入路的小张,平时勤奋好学,交给他的任务都能完成,但是他只要一闲下来,就会感觉到巨大的压力。天生性格内向的他在工作中不太善于与其他同事进行沟通,有时因为自己说错了话而得罪其他同事,久而久之同事们都对他爱答不理。甚至有时小张与同事沟通工作事宜时,同事会故意刁难他,在他出丑后还嘲笑他。

小张不堪忍受同事的冷嘲热讽,于是向自己的上级反映了这一情况。不知道是不是在反映中没有表达清楚造成了误会,上级不但没有帮助他,反而批评了他一番。这一"告状"事件被其他同事知道后,他们对小张更是厌恶,这让小张每天在单位中都如坐针毡,难以面对其他同事鄙夷的目光。

人际关系上的巨大压力让小张难以承受,工作业绩也一落千丈,而小张自己更是因此而患上了严重的抑郁症,整天郁郁寡欢,完全失去了曾经良好的工作状态。

最终,小张不得不求助于心理医生,对于小张严重的抑郁症,心理医生也只得建议他暂时放弃自己的工作进行住院治疗。

很多身处职场的职工会认为,只要自己有工作能力,走到哪里都不会有什么太大的压力。然而如果忽视人际关系带来的问题，那么最终这种压力将会成为让我们心理防线彻底崩溃的最主要原因。

最重要的是我们要了解每一种人格维度都有各自的优点和不足：内向有内向的优势，外向有外向的成功。我们在平时与人交往中可以粗浅地了解自己和他人的人格特点，这样在交流中就能避免自己无意的一句话伤害到他人，或者别人表现出的行为自己难以理解和接受，影响到两人的关系。

(二)认知方式

所谓认知，就是对事、对物的看法和评价。

有这样一幅画，图画中有一张餐桌，桌上摆着一只空盘子，桌旁坐着一只围着饭兜儿的小白兔在哭，旁边站着兔妈妈。

同时让两个孩子看这幅画，然后用这幅画讲故事，为的是判断孩子的思维有无差异。第一个孩子说："这幅画是说小白兔把盘子里的东西吃没了，但没吃饱，问妈妈要，妈妈说没有了，所以伤心地哭。"另一个孩子马上反驳："你说得不对，小白兔吃完了盘子里的东西要出去玩，它妈妈不让，所以它才哭。"

这就是认知方式的不同，每个人的认知模式都包含了感知、记忆、思维、理解、判断等心理过程，会受到自己的经验、体验、能力、情感、个性特征等因素影响；同时还会因受教育背景、工作经历、成长环境等不同而不同。

人们都有处在什么样的环境就习惯以什么样的角度看问题的倾向。常言道："不在其位不谋其政""不是个中人不知个中滋味"。都是强调环境会造就人这一观点。我们与人交往中也不要一味否定对方，多听对方解释原因，找到共同的解决办法。

(三)应对方式

人们在应对生活和工作中的挫折、困惑和难题时，会因自己的个性、气质类型、思维习惯、文化水平、个人能力、过去的社会经验等不同而下意识采取不同的应对方式:激怒型应对模式(愤怒向内、愤怒向外)、回避和退行型应对模式(退缩)、主动认知和转换行为应对模式(升华)等。

某个职工刚上班就被班组长叫了过去,因为前一天的一个问题教训了半天,还进行了考核处罚。一般人的反应会很生气。假定这个人是激怒型应对模式,会有两种途径:一种愤怒向外,很有可能会同班组长吵起来;还有一种是愤怒向内,就可能表现出很委屈,但会强忍着,这一天都不会快乐。如果这个人采取回避或退行应对的方式,很可能就不干了,下次拒绝再做类似的事情。也有人会采取主动认知和转化行为:领导批评了,可能是哪个环节出问题了或者没有沟通好造成误解,自己赶快找原因解决。

由此可见,不同的应对模式会给我们的人际交往带来不同的影响,而成熟的应对模式可以帮助"吃一堑长一智",处理好人际关系的同时不断成长。

(四)需要层次

美国著名心理学家马斯洛的需要层次理论指出,每个人的需要或动机可以分为五个层次,即生理需要、安全需要、爱的需要、尊重需要和自我实现的需要。这些需要是一个由低到高(从生理需要到自我实现需要)逐级形成和实现的过程。日常生活中,每个人的需要和诉求是不同的,甚至是对立的。有些人乐于奉献、有些人以家庭为重、有些人追求快乐、有些人执着于金钱……所以要加以分析和辨识。要想为好人、处好事,不分辨人的不同需要,大概率在效果上也会大打折扣。当我们能够分辨清楚对方的需要,并在力所能及的情况下满足一下、帮助一下他们,那就是"雪中送炭",会快速拉近与对方的人际距离。

三、调整人际交往不良心态

人与人的交往中,每个人都有不同的交往风格,大家都更喜欢和真诚、开朗、热情的人做朋友,但是由于每个人的性格和心理特点不同,在交往中,面对同样的人和事,每个人的心理反应和语言行为也会有很大差异,经常见到的是因为性格孤僻、持有偏见与敌意,导致处理不好人际关系。

(一)克服内向冷淡,体会人际交往乐趣

说到不喜欢与人交往,大家第一个就会想到小何,他在单位常常独来独往,不喜欢与人交流,大家一起组织任何活动也从不主动参与。同事们常觉得他不合群,有些特立独行。但是小何自己却觉得没人能理解他,他也很难理解同事们那些话里话外的言外之意,不懂得人际交往的潜规则,自己总是感到孤独、悲伤。

小何就是典型的性格孤僻,常常表现为不喜欢和别人来往、对人冷漠,对周围的人猜疑,对他人怀有轻视、厌烦或防备心理,总是独来独往、敏感多心等。这样的性格,常常难以体会与人交往的乐趣,感受不到人间的温情,总是受到孤独、空虚和寂寞的困扰。孤僻心理严重影响着人的身心健康,容易让人产生挫折感,使人心灰意冷,情况严重的还会导致自杀,因此调节人的孤僻心理,对维护身心健康而言是非常重要的。

1. 冲破自卑束缚

桑蚕用丝做茧把自己一层层包裹起来,要想重见光明,只有一个办法,就是咬破蚕茧,冲出黑暗。孤僻的人就如同作茧自缚,要想冲出孤独的包围,首先必须冲破自卑心理织成的"茧"。不必为自己某方面不如别人而自惭形秽,可以仔细观察一下自身,找出各方面优势,并接纳和欣赏这些"闪光点"。同时要树立"我能行"的信念,积极地做自我暗示,在心灵深处播种自信。平时做事不要操之过急,目标不可定得太大太高,否则容易产生挫败感,动摇自信

心。可将它分解为一个个小目标,在每一次成功的喜悦中建立自信,肯定自己。

2. 加强人际交往

孤独感长期积淀在内心,会形成恶性循环,使人倍感压抑;相反,如果能经常向周围值得信任的人敞开心扉,倾诉内心的感受,不仅可以遣散孤独心情,获得他人安慰和帮助,同时也可以与周围的人建立起良好的人际关系。所谓的投桃报李就是指人际关系是在相互交往的过程中建立起来的,因为人际交往具有互酬性,只有积极主动地与别人交往,别人才会愿意和你往来。特别是多与性格开朗的人交往,自己的情绪就会受到感染,也会使自己变得开朗起来。其实,有些孤僻的人并不是不喜欢和别人交往,他们只是对自己没有信心,不懂得怎样与人交往,对这些人来说,提高人际交往的能力,掌握交往的技巧,就可以帮助他们走出孤僻心理。要想缓解现状,就要鼓起勇气行动,不要害怕遭受挫折,从每一次交往中吸取教训,总结经验,这样慢慢地人际交往能力就会自然而然提高,进而还能从人际交往中获得乐趣,问题自然得到改善。

3. 正确评价自己和别人

孤僻的人常常不能正确地评价自己,要么把自己看得过低,觉得自己比不上任何人,总是担心遭到他人的嘲笑和拒绝,所以就把自己封闭起来,保护自己可怜的自尊;要么把自己看得过高,总是自命不凡,轻视别人,不屑于和别人来往。孤僻的人要学会正确地认识自己和别人,既要看到自己的长处,也要看到别人的长处,多和别人交流和沟通,充分享受与人交往的温暖。同时还要正确认识孤僻的危害,走出封闭的世界,敞开自己的心扉,摆脱孤僻的困扰,追求生活的乐趣。

4. 主动帮助别人,争取社会支持

平时闲暇之时,可以主动发挥自己的特长,帮助周围一些需要帮助的人。这样不仅可以排除无事可做的孤独无聊,得到情感上的补偿,还可以获得人们的尊重和喜爱,并从中体验到更多的价值感。温暖别人的火，也同样会温暖自己。当我们真真切切地感受到这份温暖时，孤独感便会荡然无存，一旦心理上有了安全感，就可以消除戒备心理，接受别人并与之正常交往，建立和发展友谊。

（二）消除偏见敌意，提升人际交往效率

英国作家哈兹立特曾说："偏见是无知的孩子。"说得一点都不错，"人、扁"为偏，人一旦有了偏见，就会把"人"看"扁"。就像大多数对于我们有偏见的人，其实并不真正了解我们，同样我们也不完全了解这些人，既然如此，就不该轻易地去论断他人，当然也不必在意他人的论断。

我们平时的交往中，常会因为错误的判断，盲目的推理，无知的肯定和否定，对他人怀有偏见，或是被别人敌视。常对他人抱有偏见的人，在看人处事时也容易走极端，往往"抓住一点，不及其余"，如果说某个人好，就是什么都好，如果说某人不好，就是一无是处。没有人愿意和那些斤斤计较、爱挑别人缺点的人做朋友，只有那些遵循尊重、平等、真诚原则的人才会受到大家的欢迎，因此我们要尽量克服对人偏见和敌意的态度，以更开放、平等的态度与人交往。

1. 避免先入为主

有位农夫，先入为主地怀疑别人偷了他的斧子，于是"真的发现"在那人身上有许多疑点，其实这些疑点只不过是农夫自己主观臆测的结果，而并非事实。如果有些人平时在人际关系中总喜欢道听途说，靠印象和经验做出判断，就难免陷入"先入为主"的泥潭，对他人形成偏见。

2. 避免"循环证实"

有些人对他人的偏见十分强烈，而且这种偏见一旦形成后，久久不能消除，还自认有许多"理由"和"成见"，究其原因是受了"循环证实"的影响。所谓"循环证实"，就是心理学上所说的"互动"效应，即你对某人抱有反感，久而久之，对方也会对你产生敌意，于是,你就相信自己最初的判断是正确的。反感对反感,敌意对敌意,两人的偏见和隔阂越来越深。遇到这种情况,自己应首先主动理智地改变偏执的态度和行为,切断偏见的"恶性循环"。

3. 增加直接接触

许多偏见往往是由于彼此间缺乏开诚布公的交谈接触而形成和产生的。要克服偏见,就必须跨越敌意和不信任的心理障碍,加强直接接触,不管我们是喜欢还是不喜欢。

4. 改变交往态度

在社交中,良好的社交关系要遵循尊重、平等的原则,在任何时候,都要保持对他人的尊重,不因为他人的外貌、经济而产生歧视心理,尊重他人,认真倾听他人,用心沟通才能形成良好愉悦的交往关系。在面对任何人时都要公平客观,只有持有平等心态,别人才愿意与我们对话,敞开内心交流。每个人都有闪光点,认真去寻找,才能体会到社交的快乐。

5. 提高知识修养水平

一个人知识修养水平越高,独立观察和分析问题的能力越强,偏见越少。反之,则容易受流言蜚语、道听途说的影响,而对人形成偏见。

6. 消除刻板印象

在没有真正了解一个人之前,不要人云亦云,或者用以往的经验决定我们对他的态度,这样很可能会不经意地伤害了一个陌生人。我们给别人怎样的第一印象,别人也会给我们同样的回应,真诚地对待身边的每个人,才能让我们建立起良好的社交关系。

四、积极树立交往自信

小王在最近一次集团公司组织的演讲比赛中获得了优秀奖,虽然不是很亮眼的成绩,但是他自己非常高兴。因为在一年前,他还十分的胆小害羞,内向自卑,像这样的演讲比赛根本连参加都不敢想,更别提还能获得成绩。在一次偶然的车间知识竞赛中,因为主持人临时缺席，他被迫当起了主持，没想到通过这次主持的经历，他逐渐克服了胆小害羞的个性，变得自信起来，也更乐于在各种活动中展现自我。

一个人之所以会在人际交往、公开场合中害羞焦虑，与其本身性格内向、害怕负面评价以及缺乏自信是有很大关系的。小王能够一步步克服胆小害羞的心理，与他自身的努力和外在的同事领导鼓励是分不开的，因此要克服害羞心态，保持良好的人际关系，就要从建立自信和积极尝试两方面做起。

（一）建立自信

当我们在人际交往中产生焦虑、害羞这样的情绪时，往往真正缺少的是自信，是不相信自己能给别人留下好印象。所以在克服焦虑、害羞的心理状态时最主要的就是建立自信心。

1. 丢下包袱

丢下包袱就是要抛弃一切顾虑，不要怕做错了事，说错了话，要认定话说错了虽不能收回，但可以改正；事情做错了，只要吸取教训，就能起到"吃一堑长一智"的作用；失败并不等于无能。这样，我们在行动之前就不会只想到失败，就会走出自我否定和坏的自我暗示的阴影。

2. 肯定自己

我们在树立自信时，很重要的一点是要肯定自己，发现自己的闪光点，而不是只看到自身的不足，这样有助于在交往中发挥特长。在每一次小小的成功后，都要充分总结自己付出的努力，发挥了哪些特长，成功的体验多了之后，就会形成一个比较稳定的自我肯定的认识，害羞心理就会悄悄地走开。

3. 学会交往技巧

学会交往技巧也是一个有效的方法。要在日常生活中多留意观察别人是怎样交往的，特别是要注意两类人：一是交往成功者，看看他们为什么总会成为交往的中心，为什么能将各种复杂交往方法用得得心应手;二是观察从害羞中走出来的那些人,并向他们学习。留意观察我们周围,可以发现这样一个有趣的现象:自信的人几乎不害羞,害羞的人往往是不自信的。因此,克服害羞对培养自信至关重要。

(二)积极尝试

1. 充分认识自己

建立交往自信,就要充分了解自己的优点和缺点。不要无缘无故把自己说得一无是处。每个人都有做错事的时候,但这并不表示我们就是笨拙的。每个人都会有缺点,没人是完美的,比如眼睛长得小了点,鼻子长得大了点,但这才是特点,好莱坞的大嘴美女们不也是数不胜数吗?

我们可以找些小卡片把它们分成两种颜色,一种颜色代表缺点,另一种代表优点。每张卡片写一个优点或缺点,静下心来思考一下自己的哪个优点还没发挥,怎么去发挥?哪个缺点是可以忽略不计的,并把这种缺点丢掉。也可以请朋友帮忙分析,毕竟当局者迷旁观者清,这样就不会过分否定自己,而且会发现自己的很多优点,这样能使我们集中发挥自己的优点,克服掉自己的缺点。

2. 勇敢展现自己

我们每个人都有众多优点可以展现,但是酒香也怕巷子深,必须要在能发挥优势的场合勇敢展现自己,才能不断体验成功的喜悦,建立自信心。

可以在下次朋友聚会的时候试着坐在人群的中心位置,其实我们的内心明明有很多很棒的想法,却总是不敢当着大家的面表达,这一次大胆说出我们的想法,说不定会博得喝彩呢。

可以在与人谈话时声音稍稍放大一点,让对方听清我们要讲的是什么。与人交谈时,一定要看着对方,这不仅是礼貌,更是给对方传达了我在很认真地听你说话的信号。别人没有应答我们的话时,要再重复一遍,因为这往往不是他对我们的话不感兴趣,而是根本没听清楚我们在说什么。

我们的话被人打断时,要想办法继续把话说完。正是因为对方对我们说的话题感兴趣,才会打断我们的话。同时将自己的观点完整清晰地表述出来也有利于我们提升自信心。

"平和而正确地看待自己,用眼睛望着对方并且说话的声音大一点,好引起对方的注意。"这些行为上的改变对于缺少自信的人来说可能很艰难,刚开始时还会觉得不好意思,还是回到老样子更舒服些。此时不妨先将一切担心放一放,往好的方面想,最重要的是不要在乎那些心理负担,慢慢就会发现自己变成了另外一个人。

一般人总认为是有了坚定的想法才会有实际行动,恰恰相反,害羞的人却是有了实际行动的鼓励才会有勇气。心动不如行动,只要去做,我们就会变得越来越自信。

第二节　进行良好沟通交流

沟通是人与人之间最重要,也是最频繁的活动。人类之所以能够进化得比其他物种更快,其中最重要的一个原因是,人类掌握了复杂的语言沟通技巧。但是,随着社会的飞速发展和人们生活习惯和行为的改变,传统的人际沟通模式已经无法满足人们的需求,这也成了人际沟通中的难题。

一、为什么要沟通

有人认为人类将迎来 4C 时代,即 Change(变化)、Challenge(挑战)、Chance(机会)、Communication(沟通)。在信息时代,沟通的重要性显而易见,无论是生活还是工作,都离不开沟通。对铁路系统而言,为了给旅客、货主提供更便捷的服务,上下级之间的指示与汇报更为准确,车间同事的交流互动更为顺畅等等,都需要运用沟通技能。可以说沟通构成了社会生活的主要内容,它们直接决定了铁路企业改革、创新发展的稳定性,决定了铁路职工工作生活的发展空间。因而,合理的沟通、有效的沟通或是高效的沟通就显得尤为重要。

在日常工作中,我们常常会发现自己在沟通中存在很大的问题,发现自己与其他人进行互动交流的时候,往往会存在很多问题和障碍。有时候我们想要与他人进行沟通,可是各种各样的表达障碍阻碍了正常的交流。当双方表现出良好的沟通态度和意愿时,发现整个谈话磕磕绊绊,难以做到顺畅的交流。

有时候一方想要表达这样一个意思,却常常被对方误解,或者对方无法理解这些事情,导致两个人的交流不在一个维度上。而对方则觉得表达者没有将事情说清楚或没有将自己的观点完整地表达出来,导致自己难以理解。总之,谈话的双方常常会因为沟通问题产生隔阂。夫妻之间、工友之间、上下级之间都存在这样的情况,彼此之间的交流可能会陷入脱轨的情形。久而久之,当一方想要交流的时候,但是另一方却兴趣不大,以至于表达的一方兴致勃勃地输出各种信息,却无法获得积极的回应,对方也没有认真地接收这些信息。接收信息的一方会本能地抗拒他人的输出,以非常消极的方式来回应他人的表现,这会严重打击表达者的积极性,影响其沟通的欲望,导致沟通陷入困境。

为什么人们常常会觉得某些人简直无法沟通,甚至不可理喻呢? 种种现象背后的原因恐怕就在于沟通质量不高。无论是沟通者没有办法在有效的时间内将事情说清楚,还是沟通者缺乏清晰表达观点和说服他人的能力,又或者沟通双方总是相互不来电,都是沟通质量不高的表现。沟通听起来似乎并不困难,毕竟每个人都可以与周围的人说话,以各种形式进行互动,但这些互动是否有效,是否高效呢? 也许很多人都没有意识到自己原来并不懂得沟通,至少不懂得如何把握沟通的质量。具体来说,低效沟通主要是由以下几个方面引起的。

（一）信息传递不完整

信息传递不完整是指沟通者在传递信息的时候，将一些重要信息或者关键信息隐藏起来，或者认为某些信息不重要而遗漏，结果导致接收信息的一方无法获得全面的信息，从而做出错误的判断，或者陷入困惑。

比如车间领导给职工布置工作："务必尽快整理好会议资料"。这个指令看上去没什么问题，但却没有给出必要的信息提示，是这周的会议资料，还是这个月所有的会议资料？"尽快"是多久，是两天，还是三天？

信息传递不完整，会导致很多不确定因素出现，信息接收者只能再次询问，这就增加了沟通的时间成本。反反复复询问细节，自然降低了沟通质量。

（二）信息衰减

信息衰减指的是信息在传递的过程中不断减少，难以一次性将所有信息传递给接收者。比如，业务室工作人员有很多信息要汇报给车间主任时，由于表达不全面，导致信息丢失了一部分，而车间主任在接收信息并向各班组转述的过程中又遗失了一部分信息，最终使得信息传输效果大打折扣。一般情况下，在组织内部，由于沟通层级过多，信息沟通会在传递过程中逐层递减，这样信息接收的一方可能就无法理解信息发布者的真实意图，以至于双方不得不重新开始交流。

（三）信息谬误

信息谬误是指信息在传递过程中出现的异变情况，某方发布的信息是 A，但是在传递的过程中发生了异变，到达接收者那儿时变成了 B。引发这种情况的原因一般有以下几种：信息发布者表达能力不行，或者信息编码能力不行，导致信息出现歧义，信息接收者无法理解；信息接收者理解能力不行，或者信息解码能力不合格，导致自己产生了理解上的偏差；信息传递过程中出现了中间阶层，而中间的传达者扭曲了信息发布者的意图。比如，老李是信号工区的工长，车间开会传达了月度安全例会精神，因会议过程中开小差，遗漏了某项重要的规定解释，在班组点名会时，老李只能通过个人理解对这项规定进行了解释，造成职工对规定理解错误，导致作业过程中没有按规章检修，产生了安全隐患。

　　信息不完整、信息衰减、信息谬误等情况往往和个人的表达能力、接受理解能力有关，也和个人的沟通态度有关。有的人沟通时不认真，或者对沟通不抱太大希望，又或者不喜欢与某人进行交流，就会在主观上排斥沟通，导致表达不用心，或者接收信息时产生反感。

二、沟通的几种常见障碍

　　好的沟通状态有助于建立良好的人际环境、职场环境，打造和谐友爱、团结、融洽的人际氛围，使人们形成互相尊重、互相关照、互相体贴、互相帮助的良性关系，而良好的关系和氛围能够有效发挥出群体的效能。所以许多人都希望可以愉快顺畅地与他人交谈，都希望可以更好地与他人进行思想上的交流。但是在沟通过程中往往存在一些障碍，这些障碍是影响沟通水平和沟通效果的关键。沟通障碍就是指信息在传输和交换过程中，信息意图受到外在环境或者参与者能力、心态、渠道的干扰，导致沟通产生误解、损耗和失真的现象。

　　沟通障碍在生活中非常常见，熟人之间、陌生人之间、上下级之间、服务对象之间等都会存在沟通障碍，具体来说，分为以下6种。

（一）语言障碍

　　语言障碍是日常生活中比较常见的一种沟通障碍，其主要表现是语言不通,因为语言容易受到国家、民族、地域的影响。比如,在客运服务中,我们和外籍旅客在交流上就存在语言不通的问题,不同民族的人也可能存在语言障碍的问题,即便是相同民族的人,也可能会因为居住地的不同而产生不同的方言。通常不同语言、不同的知识结构和水平、不同的表达能力都属于语言障碍的范畴。

(二)地位差异

在很多时候,人们的沟通方式、沟通态度、沟通的机会都会影响沟通的效果,而这些往往和自身地位息息相关。比如,某些铁路一线职工遇到领导时会产生"老鼠见猫"的效应,说话结结巴巴,干活哆哆嗦嗦,甚至不敢直视领导的眼睛。处于社会高层的人和一个位于社会低层的人,在沟通上肯定障碍重重。而且,地位越高的人,影响力通常也越大;地位越低的人,影响力越小,说服他人的难度也越大。

(三)渠道缺乏

任何信息的沟通和传输,都需要一定的渠道,渠道越好越多,信息的交流就越顺畅,信息的传达和接收就越完整。比如,某些工作的开展仅靠下发通知是不够的,如果召开专题会议面对面地将一些事项进行重点布置,一些要求进行当面传达,对工作的开展是有利的。反过来说,如果缺乏沟通渠道,沟通者就无法更好地发布信息、传递信息,而接收者也接收不到更丰富的信息,可能会因为信息接收不足而产生误解。

(四)沟通步骤太多

我们都有这样的经验,当人们面对面直接交谈的时候,往往可以将大部分信息传递给接收者,如果中间多了个转述者,信息的准确度和完整性就容易受到影响,因为转述者可能会遗失部分信息,按照自己的喜好过滤部分信息,或者增添和改掉部分信息,这样就使得沟通内容发生了变化,沟通者的原意也发生了变化。比如,在遇到铁路结合部问题时,会出现"传话"现象,负责人没能正面沟通协调,而是通过下属间的沟通完成信息传递。一般情况下,沟通的步骤越多、沟通的转述者越多,效果也就越差,效率也越低。

（五）冲突与矛盾

在沟通中,如果沟通双方的感情不和,关系不好,又或者存在思维的对立和立场的对立,那么双方在沟通中肯定难以达成一致。比如,小赵和小王都是办公室的年轻人,刚参加工作都希望通过自己的工作表现,得到单位主管领导的赏识,为了唯一的提干机会,有时候,一方会故意对另一方挑刺,指责和批评对方的不是,双方难以达成统一;有时候,一方会故意传递错误的、虚假的信息给对方,导致双方之间产生更大的隔阂。

（六）心理障碍

当沟通一方对对方不信任,缺乏安全感,或者沟通双方互不信任时,整个沟通就会陷入相互防备的状态。这个时候,一方或者双方可能会担心沟通给自己带来一些负面影响,因此采取防备心态,这样就使得沟通双方难以深入交流。如果一方患有社交恐惧症,则会在沟通中畏畏缩缩,难以完整地表达自己的想法。比如,老刘是车辆段一名钳工,因家里比较困难,工作时生怕被领导考核处罚,只要是领导在能躲就躲,躲不开就埋头干活,因缺少沟通领导也不掌握老刘家里的情况,导致了单位有好的政策老刘也没有享受到。

三、什么是高效沟通

在人际交往中,不同的人由于沟通能力的差别,往往具有不同的沟通水平。有的人能够和别人愉快地进行交流,还能顺利地将信息传递出去;而有的人想尽办法也难以与他人产生默契,彼此之间的交流常常受挫。有的人在短时间内就可以将事情说清楚,而且能够顺利说服他人;而有的人往往耗费很长时间,也无法把事情的来龙去脉说清楚。

不同的沟通者具有不同的沟通水平,而不同的沟通水平又决定了不同的沟通层次。一般来说,我们将沟通分为三个层次:无效沟通、有效沟通、高效沟通。

无效沟通是指沟通一方表达了自己的想法、传递了相关信息,但是没有获得对方的任何积极回应。众所周知,沟通主要包含了三个基本要素:两个或者两个以上的人,信息发起方的沟通刺激,信息接收者的反馈和回应。无效沟通一般是指沟通刺激不到位无法引发及有效的反馈,导致沟通陷入困境。无效沟通大多数时候都是主观因素引起的,比如表达技巧欠缺、理解能力不足、沟通态度不好,这些往往是引起无效沟通的主因。

有效沟通是指表达的一方准确传达了信息,而接收信息的一方也准确接收、理解了内容,并且适当做出回应。可以说在沟通的过程中,信息的传递和回应比较顺畅,沟通双方处于相对和谐的沟通氛围和状态中。如果说无效沟通在于传递信息和接收信息的人出现了脱节现象,导致表达者只说自己喜欢说的和自己想说的内容,接收者只听自己喜欢的内容,那么有效沟通注重的是一种沟通上的平衡,即表达者说出的内容迎合了接收者的需求,而接收者也适当理解和接受了表达者的立场。如果对这种平衡进行分析,就可以拆解成四个重要步骤,它们分别是注意、了解、接受、行动。

所谓"注意"就是引起沟通对象的关注。通常情况下表达者会尝试着去发现和谈论对方感兴趣的话题,以便吸引对方的关注。

"了解"是指双方在进行过进一步交流之后,发起话题的一方会想办法寻求共同语言,确保双方更好地将沟通继续下去。为了寻找共同语言,表达者需要积极观察和了解受众对象的生活习惯和生活需求,然后迎合性地谈论共同关注的话题。这个时候彼此之间的隔阂和防备会大幅度降低,关系则会越来越密切。

"接受"是指沟通的接收对象接受表达者的思路、命令。这种接受往往建立在"注意"和"了解"的基础上。经过前面两个步骤，沟通双方已经彼此了解，沟通的氛围和空间也被营造出来，双方开始建立起最基本的信任，受众对象对于表达者的想法也更容易认同。

"行动"指的是接受对象在接受思路、命令之后，会采取行动，确保自己尽快实现预期的目标。这四个步骤是有效沟通的基本方法，也是提升沟通水平的基本保障。很多时候，人们将有效沟通当成高效沟通来看。有效沟通分为很多层次，而其中高水平、高层次的沟通可以称为高效沟通。如果说有效沟通代表了信息的顺畅和互动，那么高效沟通不仅仅是信息层面的沟通，还带有一些感情上的联系与互动。高效沟通的状态下，沟通双方往往有着比较稳定和谐的关系。

在高效沟通的层面上，沟通双方不仅可以进行互动，而且互动非常积极，彼此之间的信息传递与反馈都很及时，水平也很高。

四、高效沟通的方法

无论是我们平时的社交还是职场中的沟通，简单来说，就是要学会处理人际关系，而高效沟通就是处理人际关系的一把"金钥匙"。所以说，我们要运用高效沟通的方法处理好职场关系。

(一)如何处理好职场关系

在传统的人际沟通中，有人认为，我们跟同事聊天可以很随意，想说什么就说什么，不需要过于在意对方的感受。正是因为人们的这种思维，导致现在很多企业中同事之间的关系很紧张，团队协作能力差，最终导致整个团队绩效下降。所以说，在职场沟通中，懂得如何与同事聊天也是员工必备的一项技能。

1. 以积极、真诚的心态与同事交流

在传统的人际沟通中，很多人在与同事的沟通中显得很被动。

究其原因,是因为很多人担心对方是领导的"人",会把自己的一些想法传递给领导。实际上,同事才是我们一条战线上的战友,才是更懂我们的人,也是最能关心我们的人。那种爱打小报告的同事,只是电视剧的剧情需要。在实际的职场中,大多数同事都是友好的,并且更懂得关心你、帮助你。所以,在与同事的沟通中,我们应该摆正自己的心态、以积极、真诚的心态与同事交流。例如,在同事遇到困难的时候,我们要积极询问是否需要帮助,或者在同事情绪低落的时候,要主动关心同事,并给同事提供能力范围内的帮助。

2. 学会聆听同事的"吐槽"

大多数人,喜欢把工作中的压力,或对领导、单位的不满跟同事"吐槽",因为只有同事才能跟我们感同身受。所以,当我们跟同事聊天的时候,为了拉近彼此之间的关系,要学会聆听他们的吐槽,并表示理解对方的感受。但是理解并不一定要赞同。毕竟吐槽出来的大都是一些负面情绪,如果我为了迎合对方而赞同的话,反而放大了这种负面情绪。

所以,为了避免负面情绪被放大,我们在聆听的过程中,还需要引导对方朝着积极的方面思考,帮助对方消化负面情绪。例如,车间小王在抱怨车间主任严苛的时候,我们可以引导对方说:"我很理解,我跟你也是一样想法。但是主任这样也是为了我们更好地开展工作,相比较其他领导来说,我们主任其实算好的。"这样说,同事吐槽的目的达成,负面情绪也得到了更好的释放。

3. 懂得赞美同事

在实际沟通中,很多人之所以人际沟通能力差,朋友少,归根结底,就是他们只懂得放大自己,不懂得赞美别人。有人说,聊天,最好的方式就是要学会赞美他人。同样,在职场中,要懂得赞美我们的同事,因为他们是离我们最近,跟我们相处时间最长,对我们的成长帮助最大的人。但是,这里需要注意的是,懂得赞美并不是要"溜须拍马",或者说一些没有实际作用的话。一般情况下,职场中,最好赞美跟工作能力相关的事情,这样增加对方的成就感,促进友好关系。当然,也可以赞美同事的穿衣品位等,适当活跃气氛也是必要的。但是千万不能只夸同事长得好看,衣服穿得漂亮,这种没有实质意义的赞美很容易引起同事的反感。例如,在工作中,我们可以夸同事"你这个工作方式效率很高,改天有时间我要跟你探讨探讨"。这样既赞美了同事,拉近了彼此之间的关系,也为自己获得了一次学习的机会。

4. 把对方当成主角

很多时候,我们不愿意跟一些人聊天,是因为对方并没有把我们当成聊天的对象,而是只把我们当成了一个聊天"工具"。换句话说,就是对方只顾着表达自己的观点,自吹自擂,根本不在乎我们是怎么想的。这种单向的沟通方式,很难让沟通继续进行下去。所以,为了避免这种情况,在跟同事聊天的过程中,我们要懂得把对方当成主角,切忌自吹自擂,夸夸其谈。例如,在跟同事聊天的过程中,要主动询问对方的观点,并仔细聆听对方表达的内容,适当的时候要点头表示我们在聆听。

5. 懂得控制自己的情绪

沟通很多时候不能顺利进行,是因为我们不能控制好自己的情绪。沟通过程中一旦发现对方跟自己观点不一致,且对方持很强烈的反对态度,我们就会感到非常气愤,进而会选择终止沟通。因此,为了改变这种情况,营造一个和谐的沟通氛围,在跟同事的聊天时,我们需要学会控制自己的情绪。例如,当别人观点跟自己不一致时,我们也要认真聆听完,然后再用温和的语气表达自己的观点,并与对方进行深入的沟通,直到双方观点一致,沟通目的达成。

(二)怎样与领导沟通

客运员小李做事认真细致,和车队同事关系都很融洽,可她就不愿意和车队队长主动交流。她说她其实挺欣赏自己的队长的，认为他敬业、有才华、对下属负责，但她不知为什么一见队长就底气不足，对与队长沟通的事能躲就躲。有一次，因为没有听清楚队长的意思，导致工作出现疏漏，队长事后问她："为什么你不过来再问一声？"她说："怕您太忙。"队长听后很生气。时间长了，小李一和队长沟通就紧张，出现脸红、心跳、说话不利索的状况。大家都认为小李怕队长，她自己也这么认为。队长看见她这样，也就很少和她单独沟通。一次晋升的机会来临了，小李很想拥有这个机会，但又犹豫了，因为升职后的工作会面临比较复杂的关系，需要经常和队长保持沟通。她觉得自己天生怕领导，不知道怎样克服心理障碍。

对上级沟通时要牢记五条黄金戒律：

第一，不要把某件事不会做当成拒绝的理由。例如，当领导安排工作时，某些下属会面带愁容，说"这个我不会呀"或者"我不了解情况"等来推辞，也许确实是不会或不了解工作所需的背景情况，但绝不可当成拒绝的理由。

第二，不要把没时间作为借口。有时候布置任务时，通常是紧急任务，经常听到某些下属这样对领导说："我手头还有您和××安排的其他事儿呢，时间排不开呀。"这种情况下，一般来说下属确实是手头事情比较多，特别是存在多头领导时。但要知道，在这种情况下，领导既然仍然坚持安排，只能说明两件事情：第一，这件事是我们职责内的事情，而且比较紧急。第二，这件事只有我们能够胜任，领导信任我们。我们能够做的是，和领导沟通事情的优先级，沟通任务交付的时间，而不是首先想到拒绝接受。不要把没有时间或时间不足当成借口，这个方法同样适用于未按期完成任务时的沟通。

第三，不要想当然。对上沟通时不要想当然，一是在汇报情况时要有调研有事实依据，不要在没有充分调查的情况下就说"我觉得……肯定是……"等等，常言道没有调查就没有发言权。二是在领导布置工作时要听清楚任务的内容、时间要求、目标和效果等，不要稀里糊涂地接受任务，然后在最后关头偏离目标十万八千里时，才对领导说"我以为您说的是……"

第四，千万不要忘记领导的安排。一拍脑袋，满脸不好意思地说"哎哟，我把这件事给忘了……"的情景经常会发生在一些员工身上。要知道忘记领导的安排可能酿成大错，这是最不可饶恕的失误。

第五，不要把责任推给别人。能够做到这一点确实需要一些功力，因为一般的人都下意识地把责任归咎于其他人或其他客观原因，这是一种自我保护意识，但却是职场上的一大忌。所以，要从自身找原因，勇于承担责任。

（三）怎样与下属沟通

沟通不是妥协，沟通的目的是解决问题，化解分歧。沟通必须以诚信做基础。任何沟通，双方都要尊重沟通的过程、沟通的结果。如果任何一方对沟通的目的、沟通的过程，以及对沟通的结论没有遵守诺言的诚意，则这种沟通注定会失败；不只这次失败，将来的沟通更会形成"恶性循环"。

一般而言，与下属就工作关系进行沟通时，要关心爱护员工，真诚相待，及时帮助解决工作中遇到的各种困难。当下属在工作中产生抵触情绪或是消极思想时，要及时地解决员工的思想问题，加强思想和情感上的沟通。采用的沟通方式可以是谈话，进行思想教育，榜样示范，典型观摩活动，观看先进人物、先进班组的相关纪录片等。

某班组成员小李因为工作失误遭到了考核处罚，从此消极怠工，毫无积极性可言，能混就混。班组长老张主动找他谈心，给他讲了一个自己的故事。那还是五年前的件事，老张当时是班里的技术员，一次他费尽心力地去做某项技术攻关，本想得到领导的肯定与表扬，不料因为出现微小差错遭到领导的否定和批评，嫌他没事找事。起初他感觉心里非常不平衡，觉得自己不过犯了一个小错误,但出发点还是好的。后来老张想通了,因为,无论你做什么样的创新或者完善工作,如果带来效益有所改善,获得赞誉是必然的,但是因为自己的尝试和疏忽而给人带来困扰,就只能说是好心办坏事了。基于同理,站在领导的角度来考虑,自己的辛苦没有得到肯定也就没有什么可抱怨的了。小李听了这个故事后做了深刻的反思,心想,老张当时是为了做改善、做突破犯的小错误,人家都能坦然面对,换位思考,自己却是因为触犯了规章而受罚,完全合情合理。自此以后,小李又重新燃起工作的热情,并时刻与班长老张保持沟通,请他指导自己的工作。如果没有必要的沟通,小李与老张之间的心结也许还会存在。然而,经过一番促膝谈心,彼此之间的误解顿时冰释。

在与下属的沟通中要把握以下原则:

1. 尊重员工

尊重下属,始终保持一种平等的心态,更多强调员工的重要性,强调下属的主体意识和作用。让员工感到自己受到尊重,因而激发与企业同甘苦的心态。

2. 抱着合作的心态而非雇佣关系

管理者与被管理者的利益矛盾是无法改变的,但是通过合作关系的确立,可以改写企业的工作氛围。

3. 把员工当成自己的内部客户

要把员工当成自己的内部客户,只有让内部客户满意才可以更好地服务外部客户。要充分利用企业现有资源为员工提供工作上的方便以及个人的增值。

4. 学会欣赏自己的员工

学会欣赏自己的员工而非一味地责备。当一个人被赏识的时候,他可以受到极大鼓舞。作为管理者,需要首先以赏识的眼光对待自己的员工,并且让他知道。

5. 共同分享知识和经验

分享是最好的学习态度,与员工在工作当中不断地分享知识、分享经验、分享目标、分享一切值得分享的东西。管理其实很简单：只要与员工保持良好的沟通，让员工参与进来，自下而上，而不是自上而下，在企业内部形成运行的机制，就可以实现真正的管理。一句话，让员工把工作当成快乐的事情就获得了最大的成功

张师傅是工务段的班组长，他平日里工作勤奋，但不爱说话，也不爱写字。每当班组遇到"急难险重"任务时，他总是以身作则冲在前面。就是这样一名不错的班组长，却在前不久站段开展的班组长民主测评中成绩垫底，这让他难以接受。在班组召开的谈心会上，该班的几名职工道出原委。职工老于说，"张工长工作能力没说的，但是作为工长不爱讲话就不好了。工长都不爱讲话，那工人们讲起来也就没多大劲了，班组里的氛围也很沉闷"。班组安全员小何说，"张工长不爱写字，班组很多台账记录不齐全，每次上级检查班组台账记录，我们班都是挨批评受考核，面子上真过不去"。听到这些话，张工长很震惊，没想到对自己不爱讲话、不爱写字，大家居然有这么多意见。他说，自己确实不善于表达，每次讲话都特别紧张，所以感觉结结巴巴的，慢慢就不怎么喜欢讲话了。至于不爱写字，那是自己工作忙，觉得写字做记录很麻烦也很占用时间。原来自己认为，当班长只要以身作则把工作干好就行了，讲不讲话、写不写字根本就不重要。没想到班组职工对自己不爱讲话和不爱写字的意见这么大。找到问题的"症结"后，张工长试着在班组各种会议上、安全生产管理过程中多讲多说，锻炼自己的说话能力。班组遇到什么问题时，他都在班前会、班会后和班组安全学习日上主动讲出来，或者记录在班组意见簿上，和班组成员一起探讨和商量。对班组的管理台账和各类会议记录也进行了专门的整理，对残缺的台账和记录全部补齐。没想到，该班职工对班长的变化反响强烈，纷纷建言献策，很多问题得到了解决。如今，张班长由过去的"闷嘴葫芦"变成了现在爱说爱交流，嘴皮子功夫好了，同时也带动了笔头功夫，张工长坚持把每天的交流成果记在笔记中，整理出来就成了管理班组的"法宝"。班组管理也比过去轻松

多了,月月超额完成上级下达的计划指标,张工长也得到了班组职工的拥戴和喜爱。

只有通过沟通,才能使班组成员的情感得到交流,才能协调班组成员的行为,才能促进团队精神、共同意识和凝聚力的形成。企业的职工可能来自全国各地,文化程度不尽相同,个性、兴趣、爱好互有差异,加上利益不同,在企业所处位置及视角不同,产生歧见和矛盾在所难免。

通常情况下,这些歧见和矛盾并不明显,对工作也不会产生太大影响。但在薪酬调整、工作评比、业绩奖励等方面与自身利益密切相关的事项往往会因为视角的不同,判断标准不同对结果存在严重分歧甚至是冲突。面对这些情况,应积极创造交流的平台,疏通交流渠道,消除班组内成员之间的成见与隔阂,减少分歧,消除矛盾。

第三节　有效处理人际冲突

冲突是人际关系中不可避免的。处理冲突的方式对人际关系的建立至关重要。当建设性地处理时,冲突可以导向更强和更满意的互动,但若处理不好,关系会变得更糟。

一、冲突的本质

冲突是指至少两个相互依赖的个体在实现他们目标的过程中,其中一方察觉到了彼此目标的互不相容、资源的不足和来自另一方的阻挠,并通过斗争的形式表达出来。因此,我们可以认为冲突所表达出来的"斗争"是当两个个体察觉到意见不合时,冲突便发生了。例如,车间小王好几个月都感到烦躁,因为邻居家装修使倒班工作的他整晚都睡不着,但是直到邻居了解他的问题之前,他们之间是没有冲突存在的。当然,表达出来的斗争并非必须要用语言口头说出来。厌恶的注视、沉默以对,以及逃避对方都是表达自己的方式。

(一)冲突是自然的

每组互动的关系都有冲突,不管多么亲近、多么了解、多么相容,当彼此的想法、行动、需求或目标不相配时,就有可能发生冲突。小张喜欢饶舌音乐,而他的女朋友喜欢古典音乐;宣传干事小陈觉得自己所写的材料已经很好了,但领导还是要他继续修改……人际冲突的数量和种类可能是无止无尽的。

有这样一项调查,对象是那些对自己的人际关系有记录习惯的人,结果显示他们平均每个星期大约发生七次争论。而且大多数是和之前发生过争论的人,继续争论同一个话题。在另一项调查中,81%的回答者承认他们和朋友有冲突。在家庭中冲突更常发生,研究报告指出:在对 52 个家庭的晚餐对话的调查中发现,每一餐平均会产生 33 个冲突事件。

(二)冲突可以是有益的

避免冲突是不可能的,所以我们要积极地处理好冲突。在冲突的过程中,有效的沟通能让两者原本牢固的关系变得更加强韧。调查研究显示:职场中都会存在冲突,如果我们在发生冲突时直面矛盾,并且使用换位思考、理解包容、承认错误这些解决方式,会进一步促进与同事的关系,同时还能避免类似的冲突再次发生。比如,运转车间的小赵是调车长,对现有的作业方式一直存在意见,认为规章约束了作业,影响了作业效率,并因此与车间主任产生了争执,主任让他站在管理者的角度思考这项规章。按规章作业确实增加了等待作业的时间,但是会最大限度避免事故的发生,作业中如果没有按规章要求多等待一秒,多确认一次,那么酿成事故后破坏的不仅仅是车辆,更可能是一个家庭。小赵认识到自己想法的片面性,在今后工作中始终严格要求自己和组员按规章作业。

二、冲突的处理方式

调查显示,很多人在面对冲突时都会采取"缺席"的方式,也就是说当他们有需要时就会出现,对别人的需要却视若无睹。我们习惯的这些方式有时候行得通,但不是处处通行无阻。我们通常会用以下四种方式来面对冲突。

(一)逃避(双输)

逃避发生在人们选择性地忽视冲突或有意识地跟冲突保持距离时。逃避可能是身体上的(在发生争执之后故意绕开对方的身边),或者语言上的(改变话题、开玩笑或否认问题的存在)。逃避冲突有它的合理性,但是研究认为这种方式也有代价,用逃避的方式处理冲突时,人们更容易感觉沮丧、内心更不舒服。

逃避反映出对冲突的悲观态度,抱着没有好方法可以解决这个问题的信念。有些逃避者认为把事情暂时搁置会比直接面对问题,解决问题更容易些,也有些逃避者认为放弃比较好,免得一直要面对无解的困境。

(二)妥协(部分双输)

妥协的方式给了冲突双方少数想要的东西,不过双方也都牺牲了一部分目标。如果冲突比较激烈,没有那么容易解决,最好的办法就是妥协。

(三)竞争(一输一赢,有时会转成双输)

这种解决方式其实是一种"只在乎自己而忽略别人"的心理,竞争者以"我的方法"来寻求解决冲突之道。如果竞争双方都强迫对方让步的话,可能其中之一会获胜,另一方会成为输家。我们用这种竞争的方法来解决冲突,通常是因为感觉到现存的冲突是一种"不是……就是"的情况:不是我拿到我想要的,就是你拿到你想要的。

（四）合作（双赢）

合作是为冲突寻找双赢的解决之道。合作表示同时高度关心自己和别人，而不是用"我的方法"或"你的方法"来解决问题，重视的是"我们的方法"。最佳合作状况会带来双赢的结果，大家都从中得到自己想要的。合作的目标是找到让冲突各方都满意的解决之道。这意味着我们不仅要避免以对方利益为代价取得胜利，而且相信经由共同的努力，能够找出一条超越妥协、使每一个人都达到自己目标的解决之道。

三、处理冲突的技巧

在人际交往过程中，人们经常会遇到冲突，不恰当的方法会影响到我们的人际关系，必须选择合适的方法化解它们。因为在现实生活中，破坏人际关系的并不是冲突本身，而是处理冲突的方式。有的人能够采取富有建设性的方式处理冲突；而另一些人处理冲突的方式不太恰当，使关系进一步遭到破坏。

通过心理学家研究发现：批评、藐视、防御和搪塞四种行为方式是破坏关系的罪魁祸首。也就是说，在我们与他人、其他群体发生冲突时，要尽量避免这四种行为。那么我们该怎样处理异议、化解冲突呢？主要有以下几个步骤。

（一）注意信号（警钟鸣响）

在冲突开始之前，我们的身体通常会给我们一些信号，例如声音过大，身体紧张，挑衅或破坏性行为……一旦这些信号出现，那么紧接着就会变得情绪过于激动，开始争吵。所以第一步就是要注意自己情绪失控之前的这些信号，并且开始采取接下来的解决冲突的步骤。

（二）停止

在这个步骤中，需要控制住自己的情绪，暂时放下自己想表达的观点，集中注意力，认真倾听对方的意图。倾听对方并不代表放弃自己的观点，而是为了接下来更好地处理冲突，积极找到应对策略。

（三）交流

处理异议关键核心步骤是交流，因为任何一种冲突都是缺乏交流的表现，请记住任何事情都处于交流之中，看看到底发生了什么？我是怎么理解事实的？我到底是什么感受？我的识别深层需要是什么？我的要求是什么？

（四）制定解决方案

列出所有可能的方法，探究新的选择，淘汰不能接受的选择，我们的目的不是谁赢谁输而是商定双赢的协议，寻求一致意见，确保满足每个人的需要。也就是说当一方放弃自己的立场，而另一方要给予适当的补偿，然后制定出具体细节。给予表述清晰的承诺。

（五）结束，表达谢意和感激

当冲突得到化解后，要对对方表达出谢意，感谢理解和支持，使双方的关系在处理冲突中更进一步。

关系和解三部曲

第一步，反省自己是否有错。若是对方不愿意告诉你，可以请教其他身边的人，或者单位中相对公正客观的人。

第二步，能容、能忍。忍住委屈很痛苦，所以一定要放宽心胸，才能容纳所有的事情。要知道这个世界上有人喜欢你，也必然有人讨厌你,本来就是常态,不要刻意去放大讨厌的部分。

第三步,寻求和解。找出对方排挤你的原因,和解的过程中,异中求同很重要,找出双方共同的兴趣、立场、认识的人(关系)、活动范围,彼此有交集,问题就容易解决。

最不好的做法是采取斗争。打败对方自己去当领袖、拉走对方的跟随者、通过对方领导来打压他,这都是负面的做法,带有意气之争。要切记"不当朋友,可以当同事"的原则,公事上的往来必须以直报怨、公事公办,以免影响工作效率。

第四章　维护和谐家庭关系

成家立业,结婚生子,是人生必要的,也是重要的阶段。在这一阶段我们会经历从一人到多人,从组建家庭到两个家庭产生联结的过程,会面对怎样开启恋爱关系,学习经营婚姻和家庭,如何教育孩子以及两个家庭成员相处等问题。如何利用心理学知识,了解男女交往中的差异,建立稳定和谐的夫妻关系,掌握更多的亲子教育方法,促进家庭成员之间的关系,达到家庭和谐,生活幸福,本章将重点为您讲述。

第一节　建立和谐家庭关系

一、家庭关系及其重要性

由于临近高考,三个不同的家庭围绕孩子上学,展现了一场场悲喜交加的场面。在电视剧《小欢喜》中,既有"恨铁不成钢"的妈妈和"没有压力"、热爱自由的儿子之间的较量,也有左右逢源充当"仲裁者"的无奈爸爸;一边是从小亲近的舅舅,一边是自己的亲生父亲,左右为难中孩子该如何抉择。这样的场景不仅是影视剧的主题,更是我们真实的生活。夫妻之间的纠缠,与孩子的斗争,小家庭与大家庭之间的矛盾,家庭关系浓缩在我们的日常生活中。

什么是家庭关系? 通常来说,所谓家庭关系是指基于婚姻、血缘或法律拟制定而形成的一定范围的亲属之间的权利和义务关系。家庭关系包括夫妻关系、亲子关系,以及婆媳关系、祖孙关系、妯娌关系等等。

从出生到死亡,家庭承载人的一生,人不可避免地在家庭中与其他成员交互,产生链接,家庭关系贯穿人生命的始终。正如鱼离不开水一样,人离不开家庭。我们常说家和万事兴,古人云:"天下之本在国,国之本在家",家庭作为社会最基本的细胞,也是最核心、最重要的社会组织,家庭的健康稳定,对个人、社会和国家发展都有着至关重要的意义。因此,维护良好的家庭关系是每个人生命的重要课题。

作为铁路职工,家庭是我们工作之余需要花费大量时间和精力的地方,是生活的重心,心灵的归属,也是温暖所在。当我们结束一天的工作回到家中,看到桌上热气腾腾的饭菜,一天的疲惫一扫而空;工作上遇到问题,与家人交谈后,不仅找到了解决之道,心里也会轻松不少;辅导孩子做功课,在他取得好成绩后,由衷感到骄傲。与家人度过的美好时光,让我们身心愉悦,也让我们能够更好地迎接工作和生活中的一切。相反,因为与妻子冷战,家中氛围紧张,孩子把自己关在房中,没人做饭也没人说话,家里冷冷清清。在这种环境下,人会感到孤独无助、疲惫不堪。曾有职工因为与妻子发生争执,虽然第二天照常上班,却在调车作业中因为精神恍惚,简化作业程序,险些酿成事故。有的夫妻离婚,因孩子的归属问题让双方陷入僵局,无心工作,影响生活。家庭不睦,让人身心俱疲。

由此可见,拥有健康幸福的家庭生活,稳定良好的家庭关系,对于任何人来说都是至关重要的。我们从家庭出发进入社会,努力工作,力求给家人带来更好的生活。同时,我们也从家庭汲取力量,家人的关心和关爱,让我们更有勇气面对生活的一切挑战,也是我们更好工作的动力源泉。

二、家庭关系中常见的误区

在列夫·托尔斯泰的巨著《安娜·卡列尼娜》开头,这样写道:"幸福的家庭家家相似,不幸的家庭各个不同"。生活的根本在于家庭,而家庭关系的好坏决定了人们的幸福程度。然而,现实生活中由于人们的无意识行为造成家庭关系的失位、错位、越位,影响了人们的幸福生活。以下几种常见的现象,体现了三种问题型家庭关系。

（一）家庭的核心是孩子,一切以孩子为重

为了方便照顾女儿,小凡申请从铁路沿线调回老家工作,和妻子潇潇一起照顾孩子。刚开始潇潇还觉得挺好,可慢慢地她发现,小凡眼里只有女儿,下了班就是围着女儿转。以前,小凡只要回家就会带潇潇去逛街看电影,来一场约会,两个人有说不完的话。现在,不管走到哪儿,小凡都要带着孩子,偶尔只有两个人出去,也是三句话不离女儿,潇潇非常郁闷。

以上场景,相信我们都很熟悉。为什么会这样呢？孩子作为两个人爱情的结晶来到这个世界,原本寄托着夫妻双方对未来美好生活的向往。然而,自从孩子降生,夫妻中一方转而将全部精力投入到教养孩子中,将另一方置之脑后,夫妻感情变淡,家庭并没有像期待那样变好。在这里,人们忽略了一个重要的问题,家庭中夫妻关系是核心,亲子关系是夫妻关系的产物,后者是前者的附着者而不是维系者,家庭的核心应该是夫妻双方而不是孩子。一旦亲子关系凌驾于夫妻关系之上,家庭中就容易产生问题,影响夫妻关系。

（二）孩子到底冷不冷,谁说了算

网络流行这样一个段子,"有一种冷叫你妈觉得你冷,有一种饿叫你妈觉得你饿"。相信很多人都有过这样的经历,每当要出门"爱"的声音就来了,不是喊着穿秋裤,就是让你多穿一件外套,否则就别想出门。我们生活中也不乏这样的例子,比如老李非要儿子填报铁路志愿,去离家近的学校读书,理由是他在铁路干了一辈子,觉得稳定有发展,而且他已经给孩子买好了房,等孩子毕业就能结婚。可老李的儿子从小被他管,就希望离家远一点,也不想被安排,可老李一句"都是为了你好",让儿子很难反驳。表面看这些是父母对孩子的爱,实际上是一种关系的越位。

我们每个人在关系中都有自己的位置,谁都不应超越自己所处的位置。亲子关系中父母大包大揽,承担起孩子原本应该承担的责任,就是关系的越位。这样做不仅会损伤亲子关系,也剥夺了本该属于孩子的权利,会给孩子的成长和家庭带来很多不良后果。

比如,孩子在学习走和跑的过程中难免磕碰,父母看着心疼便总是抱着;和同学发生了纠纷,不等孩子说明原委,家长就急着去找对方算账;孩子喜欢画画不想学英语,家长却偏要孩子学,说学好英语将来能出国。

父母疼孩子,事事为孩子着想,出发点是好的。可孩子是独立的个体,有自由意志,他们不是父母的附属品,任由父母控制。在家庭关系中,父母如果总是越位,不让孩子承担自己的责任,凡事都是"给妈妈做什么,给爸爸做什么",会阻碍孩子自立能力和社会性的发展,那么难免养出"熊孩子"和"妈宝男"。

(三)老人帮忙带孩子,自己正好落得清闲

很多铁路职工由于工作原因,两地分居或者工作太忙无暇照顾孩子,往往会请老人帮忙。但我们也常会听到周围的同事闲聊时抱怨,说自己父母帮忙带孩子,带出一身坏毛病来。诚然,现代家庭大多都是一个孩子被四个老人围绕,因为血缘亲情,难免会对孩子溺爱。当父母再去管教孩子时,就会发现孩子吃糖不节制,随意打人,动不动就发脾气,难以管教。有的职工,夫妻双方异地生活,孩子跟着其中一方。孩子常常是十几天见不到父亲,即使偶尔见到也很少陪孩子。"隐形"爸爸,"丧偶式育儿",成了当代社会许多家庭的标签。

"生而不养,养而不教",我们身边很多家庭中存在的重大问题之一就是父母的失位。将孩子带到这个世界,却在家庭中不承担自己的责任和义务,摒弃管教孩子的权利,失位让父母成了不负责任的"摆设"。因为陪伴孩子的时间少,父母与子女之间关系疏离,亲子关系冷漠,孩子得不到应有的呵护,享受不到父母的关爱,逐渐失去对父母的依恋和信任;没有时间教育子女,等到孩子长大了,蓦然发现孩子根本不听自己的话,想改变他们的一些行为习惯已经很难了。所以,孩子的问题很多时候都出在父母身上。

(四)这个家到底是谁的,究竟是谁的错

小张是火车司机,小王是客运员,由于工作性质经常倒班不在家,无法很好地照顾孩子,于是商量之后,决定把老人接到了家里。刚开始一家人还和和气气,没几天就发生了矛盾。婆婆看不惯小王花钱大手大脚,每天都有接不完的快递。婆婆节约惯了,买菜总是挑便宜的,剩菜剩饭热了又热,小王抱怨了几句,两个人就谁都不理谁了。小张夹在中间左右为难,有时不得不拉出孩子来,希望两个女人能看在孩子的面子上和平共处。

在这里,不管是受夹板气的丈夫,还是被迫站队的孩子,都陷入了关系的错位。原本在家庭关系中,夫妻关系应是第一位,其次是亲子关系,再次才是祖孙关系。但由于两个家庭的混合,家庭成员之间错位,婆婆插手夫妻之间的事,孩子要为父母关系不好发愁,正常的家庭关系秩序被打乱,矛盾丛生,家庭氛围紧张,彼此之间的关系陷入僵局。在这样的家庭环境中,一方面夫妻双方感到压抑,对婚姻产生怀疑,另一方面孩子得不到亲情的呵护,认为家庭就是一个矛盾,长大成年后很难摆脱原生家庭的影响,甚至将父母的相处模式照搬,影响自己的生活。

三、如何拥有健康的家庭关系

我们常常羡慕其他人家庭幸福,总是在问他们是怎样获得的,殊不知打开幸福之门的钥匙就在我们自己手中。构建和谐健康的家庭关系,家庭成员各司其职,共同创造美满幸福的家庭生活,其实并不难。

（一）伴侣是家庭生活的核心

《说文解字》中将"家"字解释为"居也，从宀"。古人造字告诉我们，家是可以安放身心的地方。在现代心理学中，健康的家庭结构由爸爸、妈妈和N个孩子构成。在这个模式中，夫妻关系是核心也是基础，因为在孩子到来前，夫妻关系已经存在。

想想看，有宝宝之前，我们的生活是不是虽然有小摩擦，但是充满了甜蜜和期待。两个人在工作之余去看电影、逛商场，为一顿美食而欢呼，会记得彼此的生日，想尽办法给对方制造惊喜和浪漫，我们把让对方快乐当成生活的重心，也尽心尽力扮演好爱人的角色。那么在新生命进入小家庭之后，我们依然可以通过一些小技巧，增进夫妻关系，让彼此更幸福。

1. 主动沟通，多给对方关注

婚前捧在手心，有了宝宝也不要忽视爱人的感受。我们可以时不时主动与爱人聊聊天，听听他/她在工作或者生活中遇到的琐事，做他/她的倾诉对象，了解并尊重他/她的想法和感受。可以在有老人照顾孩子的情况下，两人时不时去约会，在对方生日、纪念日的时候精心准备一份礼物，让爱人感受到你的用心，知道你依然深爱着对方。

2. 学会欣赏和赞美

中国人与西方人不同，在感情表达方面比较含蓄，有时越是亲近就越会表现得冷漠不在意。比如，妻子不喜欢丈夫喝酒，担心他身体健康，话到嘴边却成了"就知道天天喝酒，喝死算了"。小卓最近被单位提升为检修车间工班长还涨了工资，亲戚朋友知道了对小卓的妻子小张表示祝贺，小张却说小卓就是运气好，这让小卓听了很不舒服。其实，他们都是在乎对方的，只是不知道如何表达。事实上，任何人都是需要鼓励和认可的，越是对你重要的人就越不要吝啬赞美之词。你可以大大方方地承认，自己老公踏实能干、业务好，所以才会被提拔。你也可以说自己老婆是衣服架子穿啥都

好看,时不时夸夸她会保养、皮肤好。让对方心情好,也会让你们
之间的关系更亲密。

3. 包容和感恩让你们更相爱

"金无足赤,人无完人",两个性格、经历不同的人走到一起本
就难得,要走得远就要学会左边口袋装着包容,右边口袋装着原
谅,学会接纳和理解另一半的不完美,与对方一起成长。不要抓着
对方的缺点不放,而是告诉对方,他/她那样做你是什么样的感受,
你期待他/她怎么做,你们商量着如何去改变。要谢谢他/她为你
精心准备的一日三餐,感谢对方与你共担风雨,感谢他/她为家庭
付出的一切。真诚的感谢和真心的接纳,会让你们更信任彼此也
更依赖彼此。

(二)让爱和自由伴随孩子成长

孩子从母体脱胎来到这个世界,虽然离不开父母的教养,但他
们更需要的是父母提供安全稳定的养育环境,让他们能够更好地
探索世界。在健康的家庭关系中,爸爸行使爸爸的功能,妈妈行使
妈妈的功能,孩子行使孩子的功能,每个人各司其职,各尽其责,一
起朝着美好的方向发展,这样的家庭有爱且幸福。

在这里我们必须明确,孩子是独立的个体,不是父母的附属
品。做父母的要帮助孩子建立独立的人格,培养他们优秀的品格,
引导孩子学会分清自己和他人,明确自己的权利和责任,学会如何
与他人相处,在社会中如何生存和发展。

1. 给孩子足够多的关注和爱

在孩子小的时候,爸爸妈妈总是觉得分身乏术,前一刻还睡得
好好的孩子只要妈妈离开一分钟就哭闹个不停。母亲在收拾家,
孩子总会时不时跑过来喊一声"妈妈",然后迅速跑开。有时他们
还像腿部挂件一样,让家长哭笑不得。

黏人、爱撒娇,似乎孩子的天性就是如此。其实,对孩子来说,
这都是正常的。从被羊水包围的安全子宫里脱胎,赤条条来到这

个世界,失去了母体的保护,孩子自然会追寻安全感。所以,从孩子降生那一刻起,作为他们的养育者,父母就要倾注非常多的关注和爱,保证孩子吃得饱、穿得舒服,也要时不时亲亲抱抱让孩子感受到父母的疼爱,愿意听也愿意和孩子说话,让孩子感觉到被重视和被保护。在这种环境下,孩子才会感觉到外部世界是没有敌意的,才会慢慢伸出手脚去探索世界,发展自己。

2. 尊重孩子的选择,给他们更多空间

孩子都是充满好奇心的,在他们的成长过程中,会对各种事物产生兴趣。不过我们很多时候出于自己的考虑,会限制孩子选择自己喜欢的事物。比如,在到底学钢琴还是架子鼓的问题上,孩子觉得打鼓很酷,妈妈却认为钢琴优雅。我们在担心孩子输在起跑线上的同时,却忽略了兴趣才是最好的老师。在事事为孩子着想的同时,忘记了我们不能时刻都替孩子打点好一切,更不能代替他们学习成长。

所以,我们不妨多一点耐心,让孩子去选择他们喜欢的事,吃饭吃多少、衣服穿哪件都由他们自己决定。在周末外出郊游时,试着让孩子来规划一家人的出行,对他们要不要参加学校的补习班,在了解他们的想法后再做决定。要多支持肯定他们的做法,让孩子有更多自主选择权,让他们时刻感受到父母对他们的爱是真诚的无条件的,让他们更有自信去面对和迎接外部世界的挑战。

3. 用规则培养孩子的好习惯

无规矩不成方圆。孩子在没有约束的条件下,会想干什么就干什么。所以,不管是在家里还是在学校,我们都要明确告诉孩子,自由是在遵守规则的前提下,要想得到他人的尊重首先要尊重他人。我们可以通过讲故事或者做游戏的方式告诉他们,哪些事可以做,哪些不可以。在发现孩子做错事后,第一时间纠正。坚持不懈地培养孩子良好的学习与生活习惯,让他们学会自律。

需要注意的一点是,寻找"约束的自由"的总原则是:规矩越少越好,但不能没有规矩,应根据孩子年龄的不断增长,逐步减少规矩,但一定不能坏了规矩。

(三)守住边界,维护家庭的平衡

在我们日常中,常见为了照顾孙辈,上一辈参与到小家庭的生活中。刚开始还好,时间久了就产生各种问题。看起来一个家庭中,多一口人不多,成员不多关系也并不复杂。但只要其中一人的边界意识不强,就会让家庭关系失衡,家庭环境改变。到底是听自己母亲的话还是听媳妇的,两个女人吵架了究竟该向着谁,怎么教育孩子到底谁说了算,这些问题都会影响家庭生活。

在家庭中,我们扮演着不同的角色,也要求我们用不同的方式去处理问题,学会沟通和包容才能将家庭经营得更好。

作为男人,一方面要学会建立夫妻联盟,稳固自己与妻子的关系,夫妻一体才能更好地面对生活的一切。男人要学会察言观色,当好婆媳关系中的桥梁,巧妙地通过理解和夸赞,化解婆媳之间的矛盾。另一方面也要学会保持距离,始终明确你的家庭和父母的家庭是两个独立的存在,你的家庭需要你和妻子来维护,父母应当适当保持距离。两个家庭各自独立,互不干涉,这样才能共同拥有健康幸福的生活。

作为女人,要学会理解,同样是女人,婆婆把自己养育多年的儿子交给另一个女人,内心总需要一个接受和放手的过程。婚姻是社会化的产物,两个家庭的结合一定会在生活方式、家庭文化上产生冲突。这时候,抗拒和排斥并不能解决问题,只有多换位思考,勤于沟通,学会感恩,才能找到彼此都舒适的相处模式。

而作为长辈也一定要知道,孩子的家庭是孩子的,父母越少干涉越好。鸟儿出巢以后,广阔的天空需要它们自己去探索,而不是由父母继续操心。父母不能陪伴孩子一辈子,他们的生活要由他们自己去经营。父母要学会放手,儿孙自有儿孙福,我们可以在脱离孩子的情况下,去旅游去做自己喜欢的事,让自己的生活有滋有味精彩纷呈。

第二节　树立正确恋爱观念

如果说，人生有什么永恒的主题，爱情必然是其中之一。不管是童年时的两小无猜，还是校园时期的单纯青涩，或是红玫瑰与白玫瑰的选择，爱情都让人沉沦，让人心醉。爱是人生的必修课，听懂爱的语言，树立正确的恋爱观，学会在爱中成长，让我们在拥有一段健康恋爱关系的同时，也让自己更幸福。

一、什么是健康的爱情

正如莎士比亚所说："一千个观众眼中有一千个哈姆雷特"，不同人眼中的爱情是不一样的，每个人也都拥有不一样的爱情观。在莎翁的笔下，爱情是罗密欧与朱丽叶的至死不渝，是《仲夏夜之梦》的主人公海伦娜对狄米特律斯的深爱不移。不管戏剧中爱情的结局如何，我们都能从中窥视到爱情的一些秘密，了解到持久健康的恋爱关系中，哪些是关键因素。

（一）让对方有机会成为更好的自己

微博上有一对网红情侣，一个叫元子的女孩为了在男朋友镜头下更好看，狂减 40 斤，从微胖姑娘变成了女神，而他的男友也从拍照菜鸟变成了帅气摄影师。他们的爱情让人羡慕，也让人看到了爱情最好的样子是成就彼此，让彼此有机会成为更好的自己。

我们常说爱情让人失去自我，可现实中最好的爱情却是成就彼此。朱茵曾在综艺节目里说过，如果女生照镜子时发现自己变得越来越美，那你就是爱对人了。一段好的爱情，会让人由内而外变得更美，变得更好。

在未遇见你时，他可能是一个不懂何为责任的毛头小子，但恋爱后，他愿意为你变得强大，努力去保护你，给你一个可以依靠的肩膀；在未爱上你之前，她可能是一个十指不沾阳春水，被父母捧在手心的小公主,但是自从爱上你,她学会了洗手做羹,学会了包容和理解。

什么是好的爱情,是童话故事中男主人公为了女主人公披荆斩棘成为英雄,是现实生活中学霸情侣一起羡煞旁人从校服到婚纱,也可能是我们身边的同事两个人互相鼓励一起考取工人技师。陷入爱情,愿意为爱改变,在追求爱的同时,努力变得优秀,爱情的魔力就是在相爱中,赋予彼此更多实现梦想的能力。

(二)尊重彼此的边界

爱情的最初,两个人可能因为彼此共同的爱好而相爱,因为对方的某个特质而死心塌地,那时在对方眼中,彼此是特别的发光体。随着时间的推移,在爱中的人们,生活逐渐合二为一,两个人之间的边界越来越模糊,结果就是心生不满,发生争执。

小张和小李同在车站上班。刚开始恋爱时,两个人形影不离,彼此都很开心。可是时间久了,小张觉得自己没有空间,除了上班就是每天围着小李转,朋友们都说他有了女朋友忘了好哥们儿。小李知道小张人缘好,一到休息天就有同事喊他出去玩,还有不少女同事。她便以各种名义翻看小张的手机,有时还故意在同事面前看,这让小张觉得很没面子。

有多少人因为一句"我爱你"或者"我养你",甘心失去自己的生活,就有多少人从佳偶变成怨侣。感情生活的确需要两个人一起维系,但感情不是牵绊和捆绑,不是以爱的名义占领对方的全部。我们每个人都是独立的个体,有各自的喜好和朋友圈,你有你的精彩,我有我的明媚,我们不需要两个人喜好完全相同,也不需要时刻关注对方,更不需要所有事情都要对方参与。

在爱情里,最好的状态是相互依恋而不是纠缠共生,是成为两棵并肩的树而不是做攀附的藤蔓。再相爱,也不要试图控制对方,每个人都有领地意识,即便是最亲密的人,也不要去肆意侵占对方。尊重对方的边界,给彼此一定的空间,是爱情的重要法则。

（三）付出与回报

在人际关系学中有一个概念，叫互惠原则，也就是我们常说的礼尚往来。在人际交往中，人们在向他人付出时，也会期待得到回报。比如说，你请我吃饭，我请你看电影，这便符合互惠原则。

爱情中，互惠原则同样实用。双方投入比例相对均衡，而不是单靠一方主动付出维持感情，或为爱妥协而委屈自己，失衡的爱情会让人疲惫，平衡有度的爱情则让人舒适愉悦。

小邓家住农村，学校毕业后分配到铁路，从事车辆检修工作。不久后经人介绍认识了从小娇生惯养的小玲。为了讨小玲欢心，小邓把工资的一大半拿来给小玲买化妆品和包。小玲认为理所应当，也时常向同事炫耀自己的男朋友多爱自己。结果不到半年，两人分手了。

同样是一对恋人，小张和小许都是铁路客运员，因为投缘便很快走到了一起。他们经常一起吃饭看电影，小张不会大男子主义凡事都是自己买单，小许也不会只接受爱意而不付出。半年后，两人感情稳定，商量着见家长订婚。

其实，小玲和小许个人条件都差不多，为什么结局却不同？原因就在于，小许更多懂得珍惜，会积极回应对方的付出，很好地把握了爱情里的互惠原则。既不一味索取，也不一味付出，而是将心比心，这样的爱情更长久。

（四）持久地维护亲密关系

我们总说爱上一个人有时只需要一秒钟的时间，但相爱容易相守难。爱情刚开始时会为牵手而脸红，时间久了牵手就像左手牵右手，内心毫无波澜。多巴胺的产生让我们觉得爱情真美妙，待到激情消退，只觉得索然无味。让爱情保鲜其实不难，我们可以时不时制造浪漫惊喜，不断地为感情制造新的高峰，来维持感情的新鲜感，与爱人一起走得更远。

小李是动车司机,有个爱好是收集火车模型。他的女朋友小美在出差时如果碰到特别的火车模型,就会买下来送小李,这让小李特别开心。细心的小李知道小美喜欢花艺,平常会时不时买花送给小美,在自己休息时还会陪小美上花艺课,这让小美的闺蜜很羡慕。

专门去学对方爱吃的菜,在对方生日时准备他/她特别喜欢的东西,把对方放在心上,特别的举动,不仅会让感情升温,也会让爱情更加稳定。

二、在恋爱中不断自我成长

在知乎上关于"最好的爱情是什么"有一个回答非常精妙,帖子中这样写道:"最美的爱情是怎样的呢? 一起对抗平庸,一起披荆斩棘,一起克服柴米油盐,一起面对生老病死。"

爱情中的确有风花雪月,但也要面对平凡生活。恋爱让两颗陌生的心灵慢慢靠近,最终走到一起,这本身是件很美妙的事。但要走得更远,我们还要学会如何去爱。正如心理学家派克所说:"爱,是为了促进自我和他人心智成熟,而具有的一种自我完善的意愿",这里就展示了爱情中有两项重要的心理任务,一是更了解自己,二是从习惯被爱开始学会爱人。

心理学家、社会学家弗洛姆在他的著作《爱的艺术》中表达了这样一个观点,在他看来真正的爱包含四个要素,即:关心、责任、尊重和相知。如果你爱一个人,那就应该关心对方,愿意对他/她负责,而不是把爱情当成一场随时可以走人的游戏。在爱情中,相爱的人也要相互尊重,不把对方当作自己的附属品,更不能把对方当成自己的奴役去控制对待。爱一个人,也要尊重和接受他/她的本来的面目,愿意花时间和心思认识所爱的人,了解对方喜欢什么、讨厌什么,在为人处世上有什么样的原则。同时,也只有爱情可以让人真正深入了解一个人。而有能力去爱的人,会在发展完善自己人格的基础上,对自己的爱人不断地给予付出,会尊重、关心所爱的人,更愿意深入地了解认识爱人,与他一起成长,一起见证爱情的美好。

爱情让人成长,在恋爱这堂必修课中,我们每个人都会有所收获。经历爱情的人都知道,恋爱会让人学会爱与被爱,这正是人生中的重要课题。人一生中最重大的课题就是学会爱与被爱,恋爱本质上就是一场发现之旅。

为了让对方幸福,让自己成为对方可以依靠信赖的港湾,我们不断修炼自我,实现自我成长,从关注对方能给我们什么到关注我们能给予对方什么;从只在乎自己的感受,到更在乎对方的感受……不断的自省和改变,让我们遇见更好的自己,也让我们彼此更相爱。虽然恋爱的过程中会有酸甜苦辣,但恋爱也让我们成长,会让我们学会尊重、体贴、付出等等。爱,拉近我们的距离,两个人在互相给予的过程中唤醒彼此内心的生命力,一起获得快乐和满足,爱情不仅会带来精神上的愉悦,也会带来新生。

所以,好好去爱吧,趁时光还在。

三、如何面对失恋

在一起是两个人的事,分开是一个人的事,就像月有阴晴圆缺一样,有甜蜜的恋爱也会有人经历失恋的痛苦。当一段感情走到尽头时,分手是必然的结果,面对分手我们能做些什么呢?

阿哲是一名列车员,因为工作性质,常常很多天都要在列车上,没办法与女友见面。而女友小周是一名动车检修师,经常要上夜班,工作很辛苦。刚开始还好,但时间一长,两个人的作息时间对不上,休假也未必能见面,慢慢地就产生了矛盾。不久后,小周实在受不了,多次争吵之后提出了分手。阿哲感到非常难受,多次请求复合,却没有结果。深陷失恋痛苦的阿哲借酒消愁,经常不按时上班,慢慢地同事也开始疏远他,他觉得更痛苦了。

失恋的本质是一段关系的转变,从两个人变成一个人,从进入亲密关系到退出,我们经历了很多心路历程。在结束的过程中,我们会怀疑是自己不够好所以恋人选择分手,会以为只是像往常一样吵架了过几天就好了,会疑惑为什么自己明明很努力对对方好结果还是要分开,迷茫、失落、无助,那时候我们会感觉自己被抛弃了,人生再也没有希望了。我们会急着想要找到一个突破口,想结束自己的痛苦,因此就有人选择了用酗酒等错误方式来与抚平心里的伤痛。

其实,失恋后觉得痛苦是正常的,原本完整的一副拼图,丢掉了一块,我们一定会很难过。这时候我们没有必要回避自己的情绪,假装自己没事,因为曾经爱过所以才会在失恋时痛苦,这是正常的反应。请给自己一段时间,接受失恋带来的伤痛,同时继续自己的生活,等待时间去修复伤痕。不要沉浸在过去,要从问题中解脱,继续发现爱、寻找爱、相信爱。

那么,如何正确应对失恋,实现自我成长呢?

失恋时,最关键的一步就是要重建自我。心理学上有个概念,叫自我认同,意思就是你觉得你是什么样的人。谈恋爱时,恋人眼中的我们对我们的自我认识影响很大。在分手时,恋人的离开,让我们感觉自己不完整了,所以很痛苦。而重建自我认同的第一步,是控制自己对前任的感情,要逐步放下对前任的眷恋,减少对方在自己生活中的痕迹,让自己慢慢修复重新变得完整;提升自己的自尊和自信水平,可以把注意力更多地放在工作上,发展更多兴趣爱好,在生活或者工作中的收获,有助于人们增强获得感增加自信,也更容易走出失恋的阴霾。第二个关键是提高自我同情水平。我们观察身边失恋后快速复原的人群,会发现他们身上有一些共同的特质。比如,对自己比较宽容,接受能力强,把失恋当成人生的一部分坦然接受。不把失恋当决定自己一生的事件,而是对自己更宽容也更友善,爱自己认为自己依然值得被爱,这样也能更从容地走出失恋。

此外,这些小技巧可以帮助我们更好地面对失恋:

(1)接受失恋这个事实,明白自己会经历情感上的起伏。

（2）照顾好自己的身体，保持充足的睡眠，健康饮食，适度锻炼。

（3）避免酗酒、飙车等报复性行为。

（4）袒露心声，与那些能给你情感支持的人聊天，让自己放松，必要时去寻找专业的心理援助。

（5）不要急着逼自己走出来，请给自己时间适应。

（6）不要害怕新的恋情的到来，要相信你值得拥有爱。

第三节　注重经营夫妻关系

在生活中夫妻双方因为相爱走入婚姻殿堂，可在长期的婚姻过程中，因为个性差异或者压力问题，难免会发生争吵、相互指责，甚至是伤害对方，感觉日子没法儿过了。其实夫妻关系和其他关系一样，都需要我们认真经营，掌握了夫妻关系的秘诀，能帮助我们更好地维护婚姻，让幸福更长久。

一、如何经营好婚姻关系

钱锺书和杨绛这对夫妇家喻户晓，他们的感情故事更是让人津津乐道。

当初，钱锺书在外留学时，杨绛毅然决然跟随出国，在异国的日子虽然清苦，但他们相互扶持走过了快乐的留学生涯。钱锺书醉心学问不善家务，杨绛便包揽了家里的大事小情。难以"自理"，连鞋带都绑不好的钱锺书，却在杨绛坐月子的时候学会了煮鸡汤。钱锺书六十多岁时第一次划火柴，因此骄傲不已，杨绛没有丝毫嘲笑，反而和他一起开怀大笑。钱锺书在《围城》的序言中写道："这本书整整写了两年，两年里忧世伤生，屡想中止。由于杨绛女士不断的督促，替我挡了许多事，省出时间来，得以锱铢积累地写完。"钱锺书和杨绛夫妇伉俪情深值得羡慕，但我们从中也能发现他们的婚姻之所以能够为世人所羡，在于他们善于经营婚姻。

（一）给对方足够多的包容

百年修得同船渡，千年修得共枕眠。从相识、相知到相爱，再到组建起一个家庭，成为夫妻着实不易。但婚姻与恋爱不同，一对夫妻要相伴和相处的日子会很长。在朝夕相处中，我们慢慢发现，对方有许多小缺点。恋爱时，你会被对方的英俊潇洒所吸引，结婚后却发现对方不爱洗脚刷牙。你以为她温柔体贴，却发现她有些懒散，不爱做家务。其实，没有人是完美的，有时是我们对爱人太苛刻。多包容一点，少一些抱怨，多一些赞美，少一些指责，婚姻生活会更张弛有度。

（二）注重沟通和交流

小磊和晶晶结婚一年，经常因为一些小事吵架。因为小磊是客运值班员，经常上夜班，熬了一宿很累，所以回家倒头就睡。一次晶晶出门忘记带钥匙，就给小磊打电话，没想到小磊为了能睡好把手机调成了静音。晶晶打电话找不到小磊，一气之下回了娘家。小磊打电话解释，晶晶不听，小磊也生气了，干脆搬到单身公寓去住。

其实，很少有不吵架的夫妻。两个人在一起，都是有血有肉有情绪的，难免会有摩擦。吵架并不可怕，怕的是长期冷战，或是置之不理。我们身边有很多夫妻，就是因为缺乏沟通，最终导致关系的破裂。

所以，倾诉和倾听是婚姻的润滑剂。愿意听对方发牢骚、抱怨，不仅会让对方的情绪得到疏泄，也会拉近夫妻之间的关系。由于男女生理和心理功能的不同，在思维方式和表达方式上存在很大差异，所以在发生争吵或者遇到事情时，不要急着做判断，而是要站在对方的角度想想，为什么他/她会那么说。一旦我们听懂了他们真正想表达的意思后，就明白原来他/她那么做是事出有因，我们就能更理解对方，也能更好地解决问题。

（三）尊重彼此，给对方空间

玲玲最近和闺蜜抱怨，她老公大伟总是不回家。原来，大伟因为业务能力强被推荐参加铁路局的练功比赛，临近赛期就主动留在单位练习。虽然早已经和玲玲打了招呼，但她还是不满意，这让大伟很无奈。婚前两个人形影不离，大伟为此推了很多朋友聚会，没想到婚后玲玲连出去吃饭都要再三过问，这让他很苦恼。

就算再相爱，我们必须承认，每个人都是独立的个体，再亲密也需要有自己的私人空间。对玲玲来说，她或许把大伟当成了生活的全部，所以时时刻刻都希望对方就在身边。可对大伟来说，除了家庭，他也要面对工作，也有自己的兴趣和爱好。如果一味地按自己的喜好去对待甚至捆绑爱人，不给对方空间，那么慢慢地对方会感觉压抑难以喘息，双方关系会走向穷途。所以，在婚姻中，我们要谨记，两个人是相依的，也是独立的，尊重和自由不仅是给对方的礼物，也是婚姻最好的保鲜剂。

（四）夫妻双方要对彼此负责

生活没有一帆风顺，在两个人的婚姻中，会遇到各式各样的问题，婚姻从来都是充满复杂性和挑战性的。因爱而缔结的婚姻关系，要求夫妻双方不仅要有福同享，也要有难同担。比如，李凡和张梅都在电务段工区上班，张梅在办公室工作比较轻松，李凡有时要外出检查线路，所以两人就商量家务事要分着来。张梅负责周一到周五的晚饭，而李凡则包揽周末的家务。他们没有把家务推给其中一方，而是共同分担，一起打造一个温馨的家，这让他们的感情很稳定，生活也很幸福。

夫妻本是同林鸟，相互扶持，互相体贴，共同承担责任，双方相互依赖程度会更高，在面对生活的挑战时也更有信心和力量。所以，已婚人士应多培养婚姻中的责任感，幸福需要努力，也需要精心培育。

（五）多关注对方的优点，真诚地称赞对方

最初两个人相爱，绝大部分是因为看到对方身上的闪光点。但在婚姻中，我们容易忽视的恰恰是爱人的优点。生活的琐碎让我们很难将目光聚焦在对方对我们的好上，而是只看到不如意的地方。久而久之，原本心头的朱砂痣就会变成嘴角的一粒米，婚姻中矛盾丛生。

和小陈结婚前，小张总对身边人夸小陈，说他在铁路工作稳定，人好性格也好，别看话不多但可靠、踏实、有安全感，值得她托付。结婚后，每次同学聚会，看着闺蜜老公夸其谈，小张嘴上不说，心里很不舒服，觉得小陈太木讷了。从谈恋爱开始，小陈就知道小张特别爱干净。结婚后，小张每天把家收拾得一尘不染，并且要求小陈每天都要换衣服。因为要倒班，小陈一下夜班回家就想睡觉。小张却非要他洗澡换衣服再睡，搞得小陈烦躁不堪。小陈开始埋怨她没事找事，不懂得体贴。

没有人是完美的，但我们的爱人身上一定有很多我们喜欢的特质。记住这一点，给对方更多真诚的称赞，你会发现他/她会如你所愿变得越来越好，这就是心理学中的皮格马利翁效应。想让一个人变成你期待的样子，就用你期待的方式去对待他/她，你会神奇地发现，对方真的在改变。

（六）学会感恩

生活中没有什么是理所当然的，夫妻之间也是如此。当你回家时，妻子为你准备了一顿丰盛的晚餐，并不是因为她是你的妻子所以必须这样做，而是因为她爱你所以愿意照顾你的胃口。当你看到喜欢的包却不舍得买时，他悄悄买下在你生日时送给你，不是因为他是丈夫就必须为你准备礼物，而是因为他喜欢看到你开心的样子。是爱让我们愿意为了彼此付出，而这份付出也需要回应。

所以，当配偶做的事让你感到身心愉悦时，不妨给他/她一个拥抱,或者给对方准备一些礼物。不要说老夫老妻没必要说,适当的感恩会让对方觉得你在乎他/她的感受,会让你们之间的关系更紧密,让你们的幸福更长久。

二、巧妙化解婆媳矛盾

我们常说,人是社会的动物,在社会中我们每个人都有多重身份。在工作中我们是上司的下属,是某人的同事,在生活中我们是某个人的朋友,而在家庭中我们的角色则更多。

当我们走进婚姻殿堂后,男人变成了丈夫,同时也是母亲的儿子,丈母娘家的女婿;女人成为男人的妻子,是母亲的女儿,也是婆婆家的媳妇。身份的转变自然要面对不同的责任,这时我们就要从心理和行为上做出调整,以适应身份的转变。

小罗是运转车间的副主任,由于工作原因经常要晚上值班盯控作业。小方是动车列车长,下了班有时还要组织开会,工作也很辛苦。两人都忙,一岁多的孩子没人管,所以小罗特意把母亲接来照顾孩子。刚开始时,母亲还会帮着收拾家、做饭。可时间一长,母亲就和小罗抱怨小方不顾家,休息了就出去逛街也不管孩子。小方每次看见婆婆不管走哪儿都抱着孩子,担心孩子以后腿脚发育不好,就时不时提醒婆婆。结果婆婆说她就是这么把小罗带大的也没事,小方是和自己过不去。小方看着婆婆过度溺爱孩子很生气,可一想说什么,小罗就劝她别和母亲一般见识,看在他的面子上忍忍。但自己的家自己说了不算,小方觉得很憋屈。小罗对母亲说不要为难小方,母亲生气地说,儿子有了媳妇忘了娘。这让小罗左右为难。

在婆媳关系中,男人和女人都要把握两个原则,一是夫妻关系第一位,二是要有清晰的边界意识。婚姻的意义在于男女缔结稳固的契约,维系夫妻关系。所以在家庭中,夫妻关系应该永远是第一位的。当然,这里并不是说要忽视原本的母子关系,而是说在你的家庭中,丈夫应该和妻子站在一起,是一个集体,正如在你父母的家庭中,他们是一体的一样。我们和父母应该维护各自的家庭,而不是家庭关系错杂,责任混乱。

面对婆媳之间的冲突,男人不妨学会做出气筒。多听媳妇和母亲说,让她们宣泄情绪,而不是在她们气头上试图解决问题。女人的情绪得到抒发后,就能冷静下来,这时候再去分析解决问题会事半功倍。另外,平时不妨多夸夸媳妇和母亲,多让她们了解对方的优点,改变固有想法,慢慢让她们之间的关系更融洽。

婆媳相处,最重要的两个字是适度。不必整日在一起,也不必相隔甚远,"一碗汤的距离"刚好。所谓"一碗汤的距离"是由日本学者提出,是说夫妻和父母两代人,因为差异不住在一个屋檐下,但又希望相互照应。两家的距离若是煲好一碗汤送过去不凉就刚好,"一碗汤的距离"就是最能让彼此融洽相处的距离。

女性朋友们在面对婆媳关系时,应理解婆婆的丧失感以及对自己未来生活的担忧,在相互尊重的基础上,拿出诚意来对婆婆好,对她多一些包容,这样婆媳关系就能更融洽。当然,也可以使用一些小技巧。比如,即便婆婆无理也不吵架,不要当着婆婆的面与老公亲热,更不要在外人面前说婆婆的坏话。虽然婆婆不是亲生母亲,但她是丈夫的母亲,平时对婆婆好一点,嘴甜一点,总没错。

三、当婚姻遭遇危机

每个人都希望自己的家庭美满,可以相亲相爱一辈子,但现实生活中,因为种种原因,难免出现各种各样的问题,不管是分居、家庭暴力还是出轨甚至离婚,都让人们的生活变得不幸。其实,没有人的一生会始终一帆风顺,重要的不是会不会发生问题,而是如何面对和解决问题。

小章从事车辆检修工作五年,不仅专业技术过硬,且细心负责,深得单位同事的认可。由于能力突出,小章很快被提拔为技术科科长,负责全段的技术管理,这让他很开心。正好赶上单位开展安全大检查,他要看的资料很多,还要不停地去现场检查,所以大部分时间都在单位度过,偶尔回家也是倒头就睡。妻子有时想和他聊聊天,可因为太累了,往往没聊几句小章就睡着了。一开始妻子还和小章吵几句,时间长了两个人就默契地都不说话了。不久后小章发现妻子经常不在家,半年后妻子提出了离婚,小章非常震惊。

　　除了上述问题,婚姻中也有这样的现象,为了不影响事业或者孩子,即使对婚姻不满,或者发现其中一方有婚外情,在婚姻已经亮红灯的情况下,仍选择忍耐不离婚,直到忍无可忍才选择结束婚姻关系。不管是哪种局面,对我们来说都是伤害。而之所以会有人因为工作影响家庭,一方面是因为现代社会工作压力大,其次则是男女之间的差异,以及人们追求得到认可、追求情感补偿。同时,持有不合理的婚姻观念,对配偶的期望值过高,不懂得夫妻相处之道,感情得不到满足,寻求刺激,这些都会影响婚姻健康。

　　当婚姻出现问题时,我们能做的是面对而不是逃避。要明白婚姻不是过家家,它需要我们对婚姻负责,对爱人、对家庭负责。我们要意识到工作不是人生的全部,家庭才是我们心灵的归属。所以,婚姻中一定要注重交流,互相理解是婚姻稳定的基石,了解自己和对方的需求才能给彼此真正想要的。我们要给配偶更多的包容和关心,让对方体会到家的温暖。在生活中,夫妻双方应该像一双筷子一样,分工合作,相互扶持,共同努力,一起维持婚姻的稳定和幸福。当婚姻走到末路时,如果确定感情破裂,就好聚好散,承认这段感情的结束,也积极追求新的开始。如果在离婚过程中遭遇困难,不妨寻求家人的帮助或者法律援助。

第四节　正确处理亲子关系

　　从孩子诞生起,我们就有了新的身份,"父亲""母亲"这些带着光辉的字眼,让我们的人生有了新的意义。孩子对父母来说,是生命另一种形式的延续。而父母对孩子来说，是生命的启蒙，也是人生的领路人。在陪伴孩子成长的过程中，了解孩子在不同发展阶段的需求，掌握一定的育儿技巧，学会运用心理学原理处理孩子教育过程中的问题，能够帮助我们更好地理解孩子，化解孩子成长的烦恼，让亲子关系更密切更和谐。

一、夫妻关系与孩子成长

亲子关系作为家庭关系里重要的一环，影响着整个家庭的健康发展。在家庭中，孩子作为父母血缘的延续，夫妻关系的纽带，他们能否健康成长，与夫妻关系以及父母的教养方式息息相关。如果将孩子比作一颗种子，那么家庭就是孩子最初生长的土壤，父母能否给孩子提供健康的成长环境，影响着孩子今后的发展。

教育专家认为，在健康的家庭关系中，夫妻之间的感情是最重要的基础，夫妻关系比亲子关系更重要。一方面，夫妻关系和睦能够为孩子提供良好的养育环境，让孩子能够在家庭支持下积极发展各项机能，掌握一定的社会规则，培养良好的心理能力，身心健康地成长；另一方面父母关系亲密，能让孩子感受到爱，从父母身上学会如何去爱，而父母双方给予孩子均衡的爱，则对孩子的性格形成很关键。相反，如果一个家庭中，夫妻关系不睦，就会影响孩子的生理和心理健康。

贝贝的爸爸是一名火车司机，妈妈是一位客运员，两人都要倒班，所以早起有些困难。因为接送贝贝上幼儿园的问题，两个人多次争吵。有时妈妈不顺心，还会对着贝贝大吼大叫。不久后，贝贝变得胆小怕黑，总是黏着爸爸，甚至不愿意去上学。

在丁丁家，他是家里的小霸王。因为丁丁知道，爸爸妈妈关系并不好，但都想拉拢他。他想和谁亲近，谁就得满足他的要求。所以，即使老师反映丁丁在学校经常和小朋友打架，父母也只能睁只眼闭只眼，不然丁丁就不和自己亲了。久而久之，丁丁就变得任性暴躁，很不受同学欢迎。

在贝贝和丁丁的故事中,我们可以看到,当夫妻关系出现问题时,孩子是能感觉到的,并且会依照现实状况调整自己的行为方式。不管是贝贝怕黑还是丁丁变成小霸王,都源于父母不能给孩子提供安全稳定的家庭环境,不能为孩子提供健康、均衡、充足的爱,导致孩子在成长过程中出现很多问题。

家庭中,当以孩子为中心时,孩子就容易被三角化,成为维系家庭关系的一根稻草。这时候孩子要么选择努力维持平衡讨好两方,要么选择站在某一方,这样都不利于孩子的健康成长。孩子承担了本不属于自己的责任,这对心理发展并不成熟的孩子来说,是一种严重的心理负担同时也是伤害,并且这种潜在影响会持续到孩子成年后。而孩子对其中一方的过度依赖,又会导致孩子性格中的缺失,影响孩子性别角色的形成。

需要指出的是,在健康的家庭环境中成长的孩子,会同时兼具母亲和父亲双方的性格特质。这样的孩子既有母亲的善解人意,也会像父亲一样勇于探索,他们会积极与外界沟通,也会在遇到困难时主动寻求父母的帮助。反之,不管是过度亲近父亲还是过度依赖母亲,都会产生"恋父"或者"恋母"情节,使孩子在性格形成过程中,面对人生选择尤其是两性关系上出现问题。

所以,健康的家庭关系中,一定是夫妻关系第一位,亲子关系其次。只有父母给予孩子均衡的爱,才能为孩子提供健康的养育环境,让他们健康成长。

二、不同年龄段孩子的发展特点

要养好一种植物首先要了解它的习性,要想教育好孩子,履行好父母的义务,每一个父母都有必要了解孩子在不同阶段的发展规律和心理需求。

根据埃里克森人格发展八阶段理论,人生可分成八个发展阶段。

第一个发展阶段是从出生到1岁左右,其心理核心需求是建立信任感。幼儿饿了需要吃,哭了需要安慰拥抱。养育者的精心照料,能帮他建立起对他人和外部世界的信任感。信任会在人格中形成"希望"这一品质,它是增强自我的力量。富有信任感的孩子敢于希望,富于理想,具有强烈的未来定向。反之,如果这一阶段婴儿的需要得不到满足,不信任感会让他处于焦虑不安的情绪中,不仅影响孩子的正常发育,也会影响孩子的人格发展。

第二个发展阶段为1~3岁,其核心是儿童要建立起最基本的自我控制和自主性。这一时期,儿童掌握了大量的技能,如爬、走、说话等。更重要的是他们学会了怎样坚持或放弃,也就是说儿童开始"有意志"地决定做什么或不做什么。这时候是儿童语言能力、认知能力的重要发展阶段,通过与养育者之间进行日常的语言交流和从事初步的游戏活动的过程,不断吸收成人的社会经验,从而发展各种心理过程。在这一阶段,父母要把握合适的度,帮助孩子形成优质品格。

第三个发展阶段为3~6岁,是儿童智力、思维和语言发展的重要时期。在这一时期如果幼儿表现出的主动探究行为受到鼓励,幼儿就会形成主动性,这为他将来成为一个有责任感、有创造力的人奠定了基础。如果成人讥笑幼儿的独创行为和想象力,幼儿就会逐渐失去自信心,这使他们更倾向于生活在别人为他们安排好的狭窄圈子里,缺乏自己开创幸福生活的主动性。

第四个发展阶段是从6岁至青春期,这一阶段是孩子心理发展极为不稳定的一个阶段,在这一阶段,父母要有针对性地对孩子即将成熟的心理特征进行教育,让孩子安全、健康地度过这个阶段。在这个阶段,父母要在理解孩子的发展特征的情况下,帮助孩子调动学习积极性,培养他们的自控能力,保护孩子的个性发展,引导孩子处理好情感问题,让他们在这一过程中不仅能很好地完成学业,塑造良好的性格,也学会乐观、自信地面对生活。反之,如果父母没有很好地教育引导孩子,就会让孩子在成长过程中产生自卑、自控能力差、情感缺失,这对他今后的生活有很大影响。

　　第五个发展阶段是青春期，其核心部分是个人角色定位。也就是说，如果个人在青春期对于自己今后的理想没有进行考虑的话，此人成人以后，也会不清楚自己一生或今后究竟想干什么，产生角色定位的迷茫。

　　当孩子度过青春期后，便进入成年期，随着岁月的增长，从青年进入中年，会面对建立家庭、处理亲密关系等问题，会在社会中遭受人际关系的考验，也会因为中年危机而产生焦虑情绪。当老之将至，我们同样会面对很多新的问题，健康状况每况愈下，对于生命传承延伸的使命感，以及老年生活中可能遭遇的失望感和厌倦感。从呱呱坠地，到青春洋溢，从踌躇满志，到耄耋之年，人的一生就是按照这样的阶段一直发展。每个阶段都有要面对的发展问题和不同的心理需求。

　　纵观人的一生，发展是根本命题。在成长的过程中，我们逐渐从一张白纸，变成了当下的我们，由于外部和内部环境的改变，又塑造了未来的我们。所以，为人父母要想培养身心健康的孩子，不仅要知道孩子饿了要吃、渴了要喝、冷了要加衣，更要明白，在孩子的成长过程中，他们有着不同的心理需求。

　　通常来说，孩子们的心理需求包括情感依赖、归属感、被关注、被尊重、被信任和肯定的需求。比如，两三岁的孩子黏人，晚上离不开妈妈这就是孩子对父母的情感依赖。孩子想帮妈妈扫地，得到鼓励的孩子会很高兴，而不被允许的则会变得懒惰，因为父母无意识的行为让他们以为家庭不需要他们，这不利于他们责任感的培养。很多铁路子女与父母不在一起生活，他们中有的会采取逃学被老师叫家长等方式来吸引父母的关注，这是因为当他们在情感上得不到父母的支持时，就会想办法引起父母注意，尽管有些方式比较极端。还有一些家长，喜欢乱翻孩子的东西，在父母看来这很正常，但对孩子来说这显然没有尊重他们。父母过多地对孩子批评指责，也会影响孩子的心理健康，不利于孩子的成长。反之，家长给孩子很多的肯定，鼓励他们大胆表现，相信他们可以做好，这样会让孩子越来越自信。

同时,家长们必须明确,每个孩子都是独一无二的,每个孩子在不同阶段表现出来的个性、性情、习惯等各不相同,所以育儿没有唯一正确的方法,我们最好的教育方式是因材施教,根据孩子的特点,寻找适合他们的教育方式。要记住孩子才是成长的主角,家长应该做园丁而不是木匠,我们的责任是用心为孩子创造一个适合他们发展的环境,就像打造一个适合各种植物生长拥有无数可能的生态系统,而不是按照我们的愿望去雕琢他们的人生,让他们像木制品一样只有一种固定的形态。

每个人都是自己人生的主角,自己的人生要自己做主,幸福和爱只能由自己产生和创造。作为父母,无论我们多爱自己的孩子,请把人生的主动权交给他们,更多地倾听他们的感受,询问他们的需求,适度地给予帮助。我们要相信,每个孩子都有无穷的能力,相信他们可以努力长成他们希望的样子。每一个生命都值得尊重,就像每一个孩子都有权利按照他们的生命逻辑成长一样。

三、青春期的孩子如何管教

青春期是童年与成年之间的一个过渡阶段,这一阶段充满大量的身体、认知、社会情绪的发育。这个时期的孩子,有时会一夜成熟,让家长措手不及。有时反反复复,让父母抓狂。当更年期遇上青春期,对不少父母来说,就是一场兵荒马乱。父母不知道孩子什么时候会做出什么样的举动,也不知道他们心里到底在想什么。让人恼火的青春期,让家长和孩子都如临大敌。

小张和小董两口子,一个是列车员,一个忙着做生意,两人都很少在家,他们的孩子董小晗由爷爷奶奶照看。因为觉得陪孩子的时间少,就对孩子有求必应。一身名牌,出手大方的董小晗很受同学欢迎。因为学习成绩还不错,家里就越发惯着了。没想到,刚上初三不久,小董就被老师叫到了学校。老师说,董小晗成绩下滑得厉害,不仅打架还早恋。小董这边和老师保证会好好教育孩子,刚出门就被一通电话叫走,又到外地忙生意了。小张知道了事情的经过,回去想和儿子交流,却发现董小晗已经三天没回家了,说是住在同学家。等到再次见到儿子时,母子俩一言不合大吵一架,董小晗离家出走。小张和小董这才意识到问题的严重性。

父母是孩子的第一任老师,当家长发现孩子的问题时,首先应该从自己身上找原因。比如,在董小晗的故事中,因为两口子总是忙工作,在董小晗身边的时间少,对他的关注仅限于成绩好坏和有没有钱花,孩子到底想什么他们从来没想过。爷爷奶奶年纪大,虽然能照顾董小晗,但也只是不让孩子冷着饿着,隔辈儿亲让老两口很少批评孩子。董小晗遇到青春期的烦恼,和爷爷奶奶说不合适,爸爸妈妈不在身边,也从来不听他说。所以当他遇到问题时,选择用自己的方式解决。

处于青春期的孩子,身体快速成长接近成人,心理上会认为自己已经成年了。他们的独立意识会格外强烈,一方面想要摆脱家长的约束,认为自己应该有独立的决定权,另一方面他们又会将自己的内心世界封闭起来不向成年人袒露。处于这一阶段的孩子情感丰富、强烈,情绪不稳定,容易和父母或者周围人产生冲突,对外界兴趣强烈但缺乏判断力。所以,我们常见一些处于青春期的孩子打架斗殴,容易被骗尝试不良行为,或者卷入有害的社会活动中,还有的则会沉迷于网络游戏不可自拔。

其实,这时期的孩子,像即将离巢的鸟儿,翅膀强壮了,想要到更广阔的天空,但内心又需要父母在精神上的理解、支持和保护。家长们在遇到孩子青春期的问题时,要避免惩罚、冷战等消极方式,而是要采取积极的应对措施,陪伴孩子安全平稳地走过青春期。对青春期的孩子来说,如果父母能认真地做好他们的听众,把他们当成年人一样平等地进行对话,就能从沟通中了解孩子的想法和感受,及时解决孩子成长中的烦恼,这样不仅有助于舒缓孩子的情绪,也有助于增强亲子关系。青春期的孩子情绪波动较大,父母一定要细心敏感地观察孩子的行为,在尊重孩子隐私和爱好的前提下,给予他们适度的帮助和指导,让孩子既自由又有安全感地延展自己的生命。父母要避免做喋喋不休的"指导员",凡事都要指点过问,应该尝试放手让孩子去做,引导他们想办法解决问题而不是替他们解决问题。

此外,当家长发现孩子"早恋"时不要忙着去制止。青春期的孩子对异性的向往和好奇是正常的生理和心理现象,家长需要帮助孩子正视青春期的懵懂,引导他们将精力和注意力转移到学习中。当家长们发现孩子和异性走得过近时,或者看到孩子们收到了情书,不要着急定义为早恋,要拒绝给孩子贴上早恋的标签,因为这样会导致孩子不自觉地做出行为改变,使自己与标签内容一致。家长们要与孩子及时沟通,了解他们的想法,因为有时孩子只是出于虚荣心看到周围同学有男/女朋友自己也要有这样的心理,或者只是对异性好奇,并不是真正的早恋。有时,孩子们之间只是因为性格相似,在学校生活中谈得来所以走得近,他们在一起是出于青春期寻找同伴认同的需要。家长们在孩子对异性的问题上,一定要认真关注、细心观察,不能掉以轻心,也不能过分疑神疑鬼,要在信任和理解孩子的基础上对孩子进行引领,切忌简单粗暴和强制镇压,以免适得其反。作为中国家长,尤其要注意,不要谈性变色,要适时地给孩子做好性教育。可以举办一个小小的成人仪式,由父母为他们讲解生理知识,告诉他们什么是爱,减轻他们对异性的好奇,让孩子学会保护自己的同时也懂得自尊和自爱。

给处于青春期孩子的父母的几个建议:

(1)了解孩子发展阶段,知己知彼,正确引导。

(2)以平等的姿态与孩子对话,当他们愿意倾听的朋友。

(3)给孩子足够的自由空间,尊重他们的爱好和小秘密。

(4)控制自己的情绪,允许孩子犯错。

(5)不要替孩子决定一切,把选择权交给他们。

四、做智慧父母的一些小技巧

每个孩子的个性各不相同,所处的家庭环境也不一样,但是在孩子成长过程中,家长们都会遇到共性的问题,比如亲子之间的沟通,如何培养孩子的自控力,怎样才能让孩子学会管理自己的情绪等等。遇到类似问题,只要掌握其中精髓,再根据孩子的个性灵活调整,就能从容地伴随孩子成长。

（一）如何与孩子沟通

说话是门学问,沟通则是艺术。在现实生活中,我们常能看到这样的场景。考完试孩子兴冲冲地跑回家,准备告诉父母自己数学考试拿了全班第一。回到家中,母亲正在做饭,不等孩子说话,就让他先去写作业,自己这边忙着做饭。等到吃饭时,孩子刚说完自己的成绩,父母立刻就道,就考了一回第一还是单科有什么可骄傲的。孩子闷闷不乐地吃完饭,回到卧室把成绩单撕得粉碎。

每一个孩子最初都渴望与父母沟通,分享他们的喜怒哀乐,希望从父母那里获得支持以及肯定,但往往家长会忽视孩子的情感需求,不去认真倾听孩子的想法,或者过分重视家长的权威,不能以平等的姿态与孩子对话。久而久之,孩子不愿对家长说,家长说话孩子不听,不良的沟通方式,让亲子关系冷漠,也影响孩子的健康成长。

作为家长,在尝试与孩子沟通时,首先要有耐心,多听孩子说,在沟通的过程中要尽量少打断孩子。在对话中,家长可以尝试用一些引导语,比如"是吗""然后呢""那你怎么看",让孩子顺利表达。这种良好的沟通,不仅锻炼了孩子的表达能力,也可以让孩子遇到问题时尝试独立思考,有助于培养孩子的逻辑思维能力,树立良好的自信心。其次,家长也要多主动与孩子交流。有时,孩子出于自尊心或者自恋心理,并不是凡事都愿意和家长说。细心的家长会捕捉孩子的情绪和行为变化,及时沟通,避免处于敏感期的孩子因家长没能及时发现他们的变化就认为家长不爱他们了,或者不小心养成不良习惯,做出不良举动。如果工作忙,家长可以和孩子约定每天什么时候进行交流,写信或者发信息的方式也能让孩子感受到家长是关心、爱护他们的。再次,家长要放下身段,平等地与孩子交流。每个孩子都有自己的想法,尽管有时候在大人看来很幼稚,但作为个体,每个人都是平等的。家长希望孩子尊重自己,首先就要学会尊重孩子。不以家长的身份否认孩子的想法,进行平等的对话,你会发现孩子们的奇思妙想,有时还能帮助大人解决问题。另外,沟通也要掌握度,尤其是不要一味说教,免得适得其反。

(二)做好孩子的情绪疏导

今年五岁的萌萌放学回家后想吃冰激凌,没想到妈妈不让吃,她便开始哭。这时候正忙着做饭的妈妈一看她哭个不停,就冲她喊"哭什么哭!",萌萌委屈地抹掉眼泪钻到房间不出来了。直到爸爸回家吃饭,她都不肯理妈妈。

孩子哭闹,家长发火,这样的场景是不是很熟悉。在上面的例子中,萌萌之所以哭是因为前一天妈妈答应她,只要在班级里好好表现,回家就可以吃冰激凌。而妈妈显然忘记了,所以她会委屈、愤怒地大哭。妈妈因为在工作单位里,被领导新分配了任务,感到焦头烂额。回家后着急给孩子做饭,没想到孩子还哭闹,焦躁的她才会冲孩子发脾气。

回头看这个例子,其实双方冲突的关键在于情绪的表达和控制。孩子因为年纪小,在达不到自己的目的时通常会用哭的方式来表达自己的怨恨、委屈等情绪,母亲因为不能很好地控制自己的情绪,所以冲孩子喊叫。因此,不管是大人还是孩子都需要学习情绪管理。

作为家长要意识到,在孩子的成长教育中,孩子的智力提升很重要,情绪管理也很重要。现实生活中,情绪管理水平高的孩子,不管是在人际交往中,还是在社会实践中,都会表现得更为出色,生活也更幸福。作为家长,日常生活中,一方面要帮助孩子学会识别情绪,明白在某种情况下的某些举动,是情绪在作用。另一方面也要引导孩子学会在不伤害到他人、他事、不违背社会公德良序的情况下,正确地表达自己的感受。当然,在这个过程中,家长同样也要学会识别、控制自己的情绪,这样才能更好地教导孩子。

一般来说,孩子表达情绪的方式包括笑、黏人、跑动,哭泣、咬人、摔东西等。当孩子有这些举动时,家长不要过激反应,首先要接纳孩子的这些情绪,让孩子自然地流露表达自己的感受。可以通过"妈妈知道你现在很不开心,很难过,可以说说怎么了吗","宝贝你好高兴,和爸爸说说是不是又交了新朋友"之类的话语,让孩子明白自己所处的状态是一种什么样的情绪,这种情绪是怎么来的,帮助孩子顺利地识别情绪,学会表达情绪。对低龄的孩子来说,游戏和绘本是很好的教导方式,比如家长可以与孩子玩"你的感觉"、"他的感觉"这样的游戏,让孩子认识为什么会产生这样那样的情绪,有了情绪该怎么表达。这里推荐一些绘本,比如《"我的感觉"系列》《我好生气》《大嗓门妈妈》《我变成一只喷火龙了》等。

当孩子明白了自己的情绪感受,并且家长也接受了他们的情绪后,接下来就可以教导如何正确地表达情绪了。家长要明白情绪不能被压抑,及时地表达和宣泄有利于身心健康。比如,当孩子高兴时不妨陪他一起笑、一起闹,当他不开心时给他一个拥抱。平时,家长可以通过培养孩子的兴趣爱好,帮助孩子建立疏泄和表达渠道。家庭里还可以灵活使用一些小工具,比如,代表不同情绪的彩色贴纸,和孩子约定好哪种颜色代表哪种情绪,当有不同情绪时将贴纸贴在冰箱上,这样也助于家长及时根据孩子的情绪调整沟通方式。如果家长面对孩子时感觉自己很愤怒,可以直接告诉孩子自己有情绪需要冷静一下,等自己情绪平复了会找孩子谈,这样做可以避免家长因为自己的情绪问题做出错误的行为伤害孩子。同时,要注意引导孩子发泄情绪时不要攻击自己或他人的身体以及贵重物品。当发现孩子难以冷静时,不妨拉他去打枕头或者扑一些冷水在他脸上,让孩子深呼吸慢慢冷静下来。

　　总之,家长要和孩子共同学习管理情绪。只有当家长能很好地控制自己的情绪,在遇到孩子的问题时才能游刃有余。而家长的示范和教导则能潜移默化地让孩子认识理解情绪,学会表达,在生活中更好地与情绪相处。当孩子学会了与自己的情绪相处时,就能更好地处理人际关系,面对生活中的问题时也就更从容。

　　(三)注重培养孩子的自控力

　　作为新手妈妈,小丁很苦恼。因为老公在外地工作,家里的事全由她操心。白天在车站上班,下班回家还要教儿子写作业。谁知道,这孩子像屁股上长了钉子一样,写作业没几分钟就在凳子上扭来扭去,一会儿玩铅笔,一会儿抠指甲,就是不好好写作业。说好只看一会儿电视,结果没完没了,从十五分钟看到一小时,还是意犹未尽。开始小丁还有耐心说几句,后来吼叫、体罚都试了,儿子写作业还是不认真,气得小丁大把掉头发。

　　做事磨蹭,容易分心,爱拖延,相信很多家长在教育孩子的过程中都遇到过这样的问题。在成人的世界里,高效的执行力、坚强的意志、超强的毅力的前提是拥有高超的自控力,它是取得成就的一种重要品质。那么究竟什么是自控力呢? 自控力是面对诱惑和冲动,为了追求更高的目标,获取更大的利益,有意识地克制欲望的能力。观察周围具有高自控力的孩子,我们会发现,这些孩子在学习方面成绩往往会更好,抗压能力也强,人际关系也更好,在步入社会后也更容易获得好的职业发展,家庭生活中也更幸福。所以,培养孩子的自控力,对孩子一生的发展都非常关键。

　　自控力不是天生就有,需要后天培养。在培养孩子自控力的过程中,家长要循序渐进。对处于幼儿时期的孩子,家长要注意观察,是什么原因导致他们出现失控行为。比如,逛商场时孩子看到玩具车就开始哭闹，发现其他小朋友吃棉花糖也要吃，这里商场、玩具、棉花糖、其他小朋友都属于诱因。发现诱因后，家长再根据具体情况采取转移、安抚等措施。在外出玩耍、购物时，家长可以提前和孩子约定，几点出发、可以玩什么项目，能买什么东西，几点回家，告诉孩子如果不遵守约定，那么就没有下一次的出行计划。让孩子意识到不守约的后果，就能帮助孩子逐渐减少在公共场合的失控行为。要特别提醒家长，冲动是无法压制的，只能转移，也就是说孩子想要什么的时候不要一味地拒绝，转移孩子的注意力会是不错的选择。

日常生活中，养成规律的生活习惯非常重要。有科学家研究发现，自控力差的孩子，往往是家里没有固定的生活习惯。因此，家长最好规定孩子要在什么时间上床睡觉，几点吃饭，用规矩帮助孩子养成规律的作息。当然，整洁有序的家庭环境也非常重要。家长如果能把家里收拾得井井有条，孩子的玩具、书籍有固定的摆放区域并且会及时整理，那么孩子慢慢地也就不会乱丢东西了。

还有关键的一点是，家长要培养孩子的专注力。在孩子玩玩具或者独自做一些事情的时候，不要打断孩子，多给孩子沉浸在一件事中的机会，这样有助于培养他们的专注力。家长要习惯，当孩子认真做一件事时，让他们去做，而不是以成人的角度去打断或者阻拦、指导他们。水可以稍后再喝，家长的一些事情自己也可以完成，而失去了在孩子童年时期培养专注力的机会，等孩子长大以后再去培养，就要花费更多的时间和精力了。

另外，家长要明确，培养孩子的自控力不可以操之过急，要以儿童青少年的大脑和心理发育为前提，不能超越孩子的发展阶段。比如，2～3 岁是儿童口头语言发展的关键期，4～5 岁是儿童书面语言学习的关键期，6～10 岁是培养孩子好奇心的关键时期。家长根据不同发展期的特点，对孩子的行为及时加以引导，才能事半功倍。

（四）咬人、打架、受到校园欺凌怎么办

相信很多父母都遇到过这样的问题,孩子小时候喜欢咬人、打人,大一点了就担心孩子去了学校欺负人或者被欺负。虽然这是孩子们普遍要经历的一个阶段,但若父母不加以管制,不了解孩子为什么这样做,则会让孩子养成坏习惯,也会影响他们今后在社会中的正常交往。

什么时候起孩子喜欢咬人或者攻击人呢,这就要从儿童的敏感期说起。孩子从出生开始,就在不断学习借助听觉、视觉、触觉等感觉来了解世界。从拿起什么都往嘴里放,到看见什么都要捏在手里,孩子经过了口和手的敏感期。当孩子能够平稳度过这两个敏感期后,身体被唤醒,儿童就会进入下一个敏感期,也就是秩序敏感期。在这一阶段,孩子会产生自我意识,学会了说不,家里的东西一定要放在固定的位置,这是塑造孩子人格品质的重要阶段。经过上一个敏感期,孩子认识了这个世界并建立了一定的规则,形成了自己的内在品格之后,他们就会来到社会规范敏感期。在这一阶段孩子会经历逻辑思维敏感期和人际交往敏感期。孩子会化身"十万个为什么"不停地问家长,开始拿着家里的东西和同学交换。

每个敏感期对家长和孩子来说都意义非凡,如果孩子的每个敏感期都能得到顺利发展,那么家长担心的孩子打架、斗殴、被欺凌等现象就会少很多。所以,为人父母要有足够的爱心、细心和耐心,要了解孩子处于哪个敏感期,及时、适时地引导和帮助,让孩子们顺利度过敏感期。

1. 发现孩子有攻击行为时,家长要控制好自己的情绪,以身作则,管理自己的愤怒。帮助孩子用语言表达情绪,转移孩子的注意力。监督孩子的行为,直到他们的行为被正确引导。教孩子学会同情和宽容他人。

2. 面对咬人的孩子,首先要做好监督,进行干预。要告诉孩子咬人是不可接受的行为,帮助孩子解决他的情绪问题。不要给孩子嘴上涂刺激物,避免孩子受伤。

3. 如果孩子欺凌他人,家长要第一时间了解他为什么这样做,同时也要检查自己是否有类似行为。制止并约束孩子的行为,避免不良后果的产生。用你期待的方式不断地夸赞孩子,使皮格马利翁效应发挥作用。帮助孩子树立自尊心和自信心,培养他们的道德感和价值观。如果孩子是被欺凌的对象,家长必须及时了解事情经过,给孩子提供情感支持以及适度的引导。要认真倾听孩子,接受他们的情绪。告诉孩子欺凌是不对的,引导孩子思考碰到这样的问题有哪些解决之道。与学校沟通,保护好自己的孩子,不要批评他们,适当的时候协调家庭、学校一起解决问题。